瘦身密码

九体医学视角下的体重管理

主审 | 王　琦

主编 | 孙贵香

科学出版社

北　京

图书在版编目（CIP）数据

瘦身密码：九体医学视角下的体重管理 / 孙贵香主编. -- 北京：科学出版社，2025. 8. -- ISBN 978-7-03-082764-7

Ⅰ. R161

中国国家版本馆 CIP 数据核字第 202538X8S9 号

责任编辑：周　园/责任校对：宁辉彩
责任印制：张　伟/封面设计：陈　敬

科学出版社 出版
北京东黄城根北街 16 号
邮政编码：100717
http://www.sciencep.com

北京中科印刷有限公司印刷
科学出版社发行　各地新华书店经销
*
2025 年 8 月第　一　版　开本：720×1000　1/16
2025 年 8 月第一次印刷　印张：12 1/2
字数：370 000

定价：66.00 元

（如有印装质量问题，我社负责调换）

编 委 会

序

在人类文明的发展进程中，健康始终是永恒的命题。当前，全球正面临肥胖与代谢性疾病交织而成的公共卫生挑战。世界卫生组织数据显示，全球超重 / 肥胖人口已突破 20 亿，中国成人超重率达 34.3%、肥胖率 16.4%。

这一惊人数字的背后，是心血管疾病、糖尿病、骨关节疾病等慢性病的持续高发。体重管理不再只是个体健康议题，更已上升为国家战略层面的紧迫任务。2024 年 6 月，国家卫生健康委等 16 部门联合印发《“体重管理年”活动实施方案》，这是落实《健康中国行动（2019—2030 年）》的重要举措。2025 年 4 月，全国爱卫会将健康体重管理行动正式纳入健康中国行动，标志着体重管理成为国家战略的有机组成部分。在此背景下，如何构建科学、系统、可持续的体重管理模式，成为医学界亟待破解的关键课题。

一、九体医学视角下的精准干预

中医体质学说作为中医学的重要组成部分，经过系统归纳与理论创新，形成包括平和质、气虚质、阳虚质、阴虚质、痰湿质、湿热质、血瘀质、气郁质、特禀质在内的九种体质分类体系，为个体化健康管理奠定了坚实的理论基础。该书提出的“管体又管重”理念，正是九种体质体系在体重管理领域中的创新应用。通过辨识个体体质特征，揭示体重异常与体质偏颇之间的内在关联，如痰湿质多表现为中心性肥胖，气虚质易伴肌肉质量下降，血瘀质常见脂肪分布不均等特征。以体质识别为前提的干预路径，突破了传统“一刀切”式的管理局限，为实现个体化、精准化体重管理提供了科学支撑。

二、“体质 + 体重”双维管理新范式

“体质管理是体重管理的基础”这一观点，体现了中医“治未病”思想的现代转化与战略价值，推动体重管理从“治已病”向“治未病”的范式跃升。例如，平和质所体现的“阴阳调和、气血通畅”的生理状态，正是健康体重的内在保障；而针对各类偏颇体质的调理策略，如补气健脾以调气虚、祛痰化湿以治痰湿、疏肝理气以解气郁等则以调体质为手段，达成体重的长期稳控。这一“先管体、再管重”的策略，不仅契合慢病防控“关口前移”的国家方针，也为构建预防为主的健康体系提供了落地路径。

三、学科交叉，古今融合

该书在内容架构与方法论上，充分展现了中医智慧与现代科学的深度融合。既承续了中医体质理论、治未病理念之精髓，又汲取营养学、运动医学、亚健康管理等现代学科成果，实现跨学科协同创新。例如，书中为不同体质类型订制的食疗方案，既源于“药食同源”的传统理念，又结合热量计算、营养配比等现代工具确保其科学性与可操作性。运动干预方面亦因体质而异，提出如“气虚质以柔缓运动静养为补、湿热质宜高强度间歇训练”等差异化方案。这种“中西合璧”的策略，为体重管理探索出一条兼具文化根基与现代实证的可持续路径。

四、面向健康中国的学术担当

作为“九体医学健康中国计划”的发起人，我深刻体会到这一理论体系在全民健康战略中的潜力与价值。该书的出版，不仅是对九体医学理论体系的系统拓展，更是对国家“体重管理年”号召的积极回应。通过将体质辨识与干预技术转化为可推广、可落地的操作路径，该书有望成为推动中医个体化体重管理模式的重要载体。展望未来，九体医学将继续加强与人工智能、大数据等前沿技术的融合，推动“体质 - 体重”动态监测与干预体系在“养联体进基层惠民工程”等国策平台中的落地应用，为实现《“健康中国 2030”规划纲要》目标贡献智慧力量。

当肥胖已成为全人类共同面对的时代之痛，《瘦身密码：九体医学视角下的体重管理》以中医的整体观与辨证观照亮健康之路。该书既是大众读者的实用指南，也是临床工作者的重要参考，凝聚了孙贵香教授团队多年来对九体医学的理论探索与实践积淀，勾画出一条以体质为核心、以个体为单元的体重管理新路径。愿此书成为更多人走向健康生活的钥匙，让中医智慧在现代健康治理中书写中国方案。

王琦

中国工程院院士、国医大师

2025 年 7 月

目录

Contents

引　子　当全国人民都在换大码裤子 …… 001

第一章　中国式发福图鉴：14 亿人的体重失控现场 …… 003

第一节　腰围革命：从“吃不饱”到“瘦不了”的时代困局 …… 003

一、触目惊心的数字：每 2 个成年人就有 1 个体重超标 …… 003

二、城乡大比拼：哪类人群更易发胖？ …… 004

第二节　钱包保卫战：肥胖正在吃掉你的存款 …… 006

一、天价账单之谜：肥胖如何吞噬家庭积蓄 …… 006

二、迟到早退的代价：被脂肪偷走的工作效率 …… 007

第二章　脂肪工厂的运作密码 …… 011

第一节　身体报警器：你真的不需要减肥吗？ …… 011

一、BMI 局限：被忽视的内脏脂肪危机 …… 011

二、肥胖等级：从“微胖可爱”到“健康红牌” …… 013

三、体脂率的隐藏真相：不仅仅是数字 …… 014

第二节　肥胖生产线：你的脂肪从哪来？ …… 016

一、中医解码：易胖体质的“培育土壤” …… 016

二、西医谜底：代谢功能失调诊断书 …… 016

第三节　科学减肥的秘密：减肥是场马拉松 …… 017

一、快速瘦身：挡不住的诱惑？ …… 017

二、什么是科学的减肥法？ …… 023

三、从吃得好到吃得对：健康饮食指南 …… 029

四、1 周躺瘦？懒人的异想天开 …… 034

五、肥肉集团破产重组计划书 …… 040

六、减肥守则：论持久战的重要性 …… 050

第三章　懒人减肥武器库：肥胖干预的多元策略…………………… 054
第一节　吃货的救赎：吃饱还能瘦的饮食秘籍……………………………054
一、外卖时代的生存法则：点单避雷指南……………………………054
二、食物多样性：卡路里与营养素的双重关注…………………………055
第二节　躺平燃脂法：每天 10 分钟的秘密……………………………059
一、刷手机时就能做的碎片化运动 ……………………………………060
二、日常运动选择背后的热量账本 ……………………………………060
第三节　情绪瘦身术：好心情才是最佳燃脂剂…………………………062
一、压力肥破解：把焦虑变成卡路里焚烧炉…………………………063
二、深夜暴食症：与情绪和解，取代零食快感…………………………064
第四节　应用古老智慧的现代减肥法：中医适宜技术瘦身 ……………066
一、针灸治疗：银针如何激活你的“代谢开关”？ ……………………067
二、穴位埋线：一次治疗 = 1 个月持续瘦身 …………………………067
三、拔罐疗法：吸走的是赘肉，还是湿气？ …………………………067
四、刮痧疗法：皮肤下的“淤堵”竟是发胖元凶 ………………………067
五、穴位贴敷：穴位贴一贴，躺着也能瘦………………………………068
六、中药热奄包：暖腹祛寒，小腹赘肉悄悄“融化” …………………068
七、经皮神经电刺激：电击“点穴”刺激脂肪燃烧 ……………………068
八、穴位按摩：揉一揉 = 小一号 ………………………………………068
九、磁石经络法：贴哪儿瘦哪儿 ………………………………………068
十、中药调理：内调外养，喝出易瘦体质………………………………069
第四章　解锁你的体质密码：九体医学测评体系 ……………………… 070
第一节　九型体质说明书：千年智慧的现代验证…………………………070
第二节　追溯九体医学的历史脉络…………………………………………072
第三节　解读九体医学的理论基石…………………………………………073
一、九体医学四大原理：读懂你的身体密码……………………………074
二、九体医学三大核心：帮你精准养生…………………………………076
第四节　你是哪种体质？九种体质的分类检测……………………………077
一、九种体质判定方法……………………………………………………077
二、体质分类金标准 ………………………………………………………077
三、九种体质赋分示例……………………………………………………078
四、快速自测：你的体质类型 ……………………………………………078

第五章　九大体质的科学甩肉指南……083
第一节　管体＋管重＝健康瘦身不反弹……083
一、管体秘诀：体质调好了，赘肉自己掉！……083
二、管重技巧：吃对食物比少吃更重要！……084
第二节　平和质：老天赏饭吃的天生平衡体质……085
一、体质特征：不胖不瘦不燥不寒，拉仇恨的“标准模板”……085
二、综合调理：顺应自然，别把好体质作没了……086
第三节　阳虚质：扶阳驱寒是关键……090
一、体质特征：怕冷星人，脂肪像穿了羽绒服……090
二、综合调理：暖胃茶＋艾灸＝冰坨体质逆袭……090
第四节　阴虚质：补水降火才是核心……095
一、体质特征：外干内热，身体总像在“烧干锅”……095
二、综合调理：滋阴不踩雷，瘦得水润透亮……096
第五节　气郁质：疏肝解郁才能瘦出好心情……100
一、体质特征：一焦虑就暴食，肉全长在腰和胸……100
二、综合调理：玫瑰花茶＋敲胆经＝赶走压力肥……100
第六节　血瘀质：活血化瘀加速瘦身……104
一、体质特征：肉硬腿粗，减肥像在挤牙膏……104
二、综合调理：药浴泡脚＋山楂茶＝淤堵体质瘦超快……105
第七节　痰湿质：祛湿排浊才是真抽脂术！……109
一、体质特征：全身软绵绵，减肥总在平台期……109
二、综合调理：红豆薏米＋拍八虚＝湿气赘肉一起甩……109
第八节　湿热质：清火除湿瘦成清爽党！……113
一、体质特征：脸油肚凸，“油胖子”减肥像在灭火……113
二、综合调理：冬瓜汤＋刮肝经＝拒绝油腻感……113
第九节　气虚质：补气提效懒人瘦身法！……117
一、体质特征：说话都嫌累，肉松垮像棉花……117
二、综合调理：黄芪水＋八段锦＝躺瘦……118
第十节　特禀质：温和调理避开雷区！……121
一、体质特征：一减肥就过敏？身体在疯狂抗议……121
二、综合调理：低敏食谱＋穴位按摩＝安全变“薄”……122

第六章 甜蜜陷阱：肥胖引爆的八大健康地雷 …… 126
第一节 糖尿病双人舞：当胰岛素遇上甜甜圈……126
一、血糖过山车：下午茶背后的致命危机……127
二、逆转密码：把胰腺从“996”工作中解救出来……129
第二节 心有多重，路有多远：肥胖与冠心病的探戈……132
一、糖脂风暴：陷入危机的冠状动脉……132
二、逆转密码：编写细胞引擎的燃脂程序……134
第三节 鼾声警报：内脏脂肪的午夜叛乱记录……139
一、脂肪夜袭：“肥胖—压迫—缺氧—更肥胖”的死亡循环……140
二、逆转密码：打赢脂肪与氧气的能量守恒战……142
第四节 脂肪肝警报：内脏的“垃圾处理厂”瘫痪实录……147
一、无声的病变：体检单上的温柔一刀……147
二、破解脂肪肝的四大认知陷阱……149
三、逆转密码：把多余脂肪赶走为肝脏减负……150
第五节 软骨减震器告急：当体重突破关节的载荷安全阈值……153
一、骨关节炎多米诺：脂肪—炎症—软骨崩塌的连锁反应……153
二、逆转密码：打造关节的保护盾……154
第六节 卵泡工厂罢工事件：解码多囊卵巢的生育危机……157
一、激素风暴制造者：肥胖与多囊的协同破坏方程式……158
二、逆转密码：按下激素天平的归零键……159
第七节 乳腺警报：癌变风险加载中……164
一、乳腺生态危机：肥胖如何培育癌变的土壤……164
二、逆转密码：设置乳腺细胞的安检通道……166
第八节 心灵沼泽：在身材焦虑中自救……169
一、迷失自我认知的导航仪：自尊心与自我形象的挑战……169
二、情绪过山车引发脂肪雪崩：焦虑与肥胖的恶性循环……174
三、脂肪组织如何引发大脑的情绪海啸：抑郁症的袭击……177
四、为何我们总在无意识中审判他人腰围：社会偏见与歧视……179
五、食物天平失衡警报：当饮食成为极端情绪的翻译器……181

附录 穴位示意图 …… 186

引 子

当全国人民都在换大码裤子

在当今世界，肥胖已成为一个日益严峻的公共健康问题。据统计，2023 年全球超重 / 肥胖人数已超过 20 亿，其中肥胖相关疾病每年导致数百万人的死亡。在发达国家，肥胖率持续攀升，如美国有超过三分之一的成年人处于肥胖状态。而在中国等发展中国家，经济发展和生活方式的改变导致肥胖问题迅速扩散，尤其是城市地区尤为明显。在现代社会中，饮食习惯趋向高热量、高脂肪、高糖食物，体力活动减少，使得肥胖问题愈发严峻。

早在传统医学典籍《黄帝内经》中，古人就观察到了肥胖的差异性，提出了“膏人”（脂肪松软）、“脂人”（脂肪紧实）、“肉人”（肌肉脂肪皆丰）等分类。进入现代医学时代，我们对肥胖的认识更加深入，划分出腹型肥胖、代谢性肥胖等多种亚型，并认识到它们在发病原因、健康风险及干预策略上存在显著差异。这清晰地表明：体重管理必须因人而异。工业革命带来的经济提升和生活水平提升，特别是食品工业的兴起，使加工食品和高糖饮料普及，导致人们普遍摄入过多高热量食物，致使肥胖人数悄然攀升。20 世纪以来，全球化浪潮和生活方式的急剧转变，更使得肥胖问题如同野火般在全球蔓延。

医学的进步逐渐揭示了肥胖的严峻本质。20 世纪中叶起，研究开始明确肥胖与冠心病、糖尿病、高血压等慢性病的紧密联系。越来越多的证据表明，肥胖本身是一种严重疾病，显著增加其他多种疾病风险，严重威胁健康。然而，当代部分媒体传播的模糊信息扭曲了健康标准，加之广告对高热量食品的推崇，都在无形中影响公众的饮食选择和生活习惯，加剧了肥胖危机。

对肥胖认识的深化也推动了应对策略的革新。政府部门对肥胖的定位正在改变。以奥巴马政府推出的“精准医学计划”为例，肥胖被列为重点议题。该计划的核心在于根据个体的基因、环境和生活方式差异，提供个性化医疗。在肥胖领域，其目标是通过研究肥胖相关基因，深入理解发病机制，为预防和治疗提供新的思路和方法。

2021 年 9 月 10 日，针对我国国情，王琦院士依据中国传统医学的独特优势，提出了“九体医学健康中国计划”，该计划紧扣“健康中国”战略，旨在提升国民健康素养，策应慢病防控的中国版精准医学计划。“九体医学健康中国计划”提出：结合患者生、长、壮、老不同生命阶段的生理特点、心理因素、地域差异、季节变换、饮食特点、遗传因素精准描述个体的整体生命状态，从而实施精准的疾病预测、预防和干预。

2024 年 6 月，国家卫生健康委等 16 部门提出要“发挥中医药在体重管理中的技术优势”；2025 年 3 月全国两会期间，“减肥”成为热议话题，国家卫生健康委主任雷海潮专门介绍了《“体重管理年”活动实施方案》相关情况，强调普及健康生活方式，做自己健康的第一责任人，提出力争通过三年时间，实现“体重管理支持性环境广泛建立，全民体重管理意识和技能显著提升，健康生活方式更加普及，全民参与、人人受益的体重管理良好局面逐渐形成，部分人群体重异常状况得以改善”的目标。九体医学指导下的体重管理将发挥更重要的作用。

当肥胖成为公共卫生问题，当全国人民都在换大码裤子，九体医学基于不同体质实施体重管理，即辨体施养、精准医疗，正是实现国家卫生健康委“发挥中医药在体重管理中的技术优势”的良好切入口，辨体施养、助力精准体重管理提供了个性化路径，具备科学性与必要性。不同体质的肥胖成因各异，只有精准针对各体质特征，制订适宜的饮食、运动及调理方案，才能有效达成体重管理目标。

第一章

中国式发福图鉴：14 亿人的体重失控现场

第一节　腰围革命：从“吃不饱”到“瘦不了”的时代困局

一、触目惊心的数字：每 2 个成年人就有 1 个体重超标

目前，肥胖问题已经成为全球公共卫生领域备受瞩目的焦点。《中国居民营养与慢性病状况报告（2020）》显示，中国成年居民超重率已达 34.3%，肥胖率 16.4%，这意味着每 2 个中国成年人中，就有 1 人面临超重 / 肥胖威胁。超重 / 肥胖已从“个人问题”演变为“国家危机”，健康警报亟待全民关注。于是，在 2024 年 6 月，国家卫生健康委联合教育部、体育总局、国家中医药局等 16 个部门开展体重管理年活动，该活动旨在通过加强科学普及和宣传倡导，提高全民的体重管理意识，动员社会广泛参与，提升全民体重管理意识和技能，普及健康生活方式，推动部分人群体重异常状况的改善。

近 30 年，中国人以惊人的速度“胖”了起来。自 20 世纪 80 年代初起，中国成人平均体重指数（body mass index，BMI）及肥胖率便开启了稳步上升的历程。这一现象背后，隐藏着诸多值得我们深入研究的因素。根据中国健康与营养调查（CHNS）数据推算，1989 年，中国超重 [中国肥胖问题工作组（WGOC）标准] 人口只有 1.67 亿，2009 年，这一数字增加到 5.29 亿，这意味着 20 年间，每天约增加 4.9 万人，年均增长率为 10.8%，超过了同期 GDP 的增速，且该年的总人口增长数量为 672 万人，大约每天增加 1.8 万人。根据《柳叶刀》研究结果，2021 年，估算全球成年人有 21.1 亿为超重 / 肥胖。其中，中国人数最多，达到 4.02 亿。预计到 2050 年，全球超重 / 肥胖人数达到 38.0 亿，将超过成人总数的一半。如果以中心性肥胖和腹型肥胖来判断，2009 年，中国

的中心性肥胖人口为 6.9 亿，其中腹型肥胖人口为 6.7 亿，超过了欧洲和美国的总和。即使以总人口 13.4 亿的基数来看，也有超过一半人口的腰臀比（waist-hip ratio，HWR）超标，一半多人口的腹部堆积了过量的脂肪。李新华、丁刚强、吴静等专家团队在权威期刊《柳叶刀》上发表的研究报告，也为我们揭示了这一趋势的详细情况。在 2004 至 2018 年间，该团队精心组织并开展了六项极具全国代表性的调查。此次调查最终有 746,020 人（占比高达 96.1%）参与。经过严谨细致的排除筛选，645,223 名 18～69 岁的受试者成功纳入此次报告范围。这些研究人员运用科学精准的方法，计算了受试者平均 BMI 及肥胖患病率（BMI≥30kg/m^2），并深入剖析了性别、年龄、城乡地域、地理区域等因素在时间长河中的变化趋势。研究结果显示，标准化平均 BMI 水平从 2004 年的 22.7kg/m^2 逐步上升至 2018 年的 24.4kg/m^2，肥胖患病率亦从 3.1% 一路飙升至 8.1%。进一步探究不同时间段的变化速率可知，2010～2018 年间，平均 BMI 每年上升 0.09kg/m^2，相较于 2004～2010 年的上升速度，已然放缓了一半。同样，2010 年后肥胖患病率年增长率为 6.0%，略低于 2010 年前的 8.7%。同时，研究组敏锐地察觉到不同群体间存在着显著差异。

超重 / 肥胖增加了诸多慢性病的患病风险，我国肥胖相关慢性病（如高血压和糖尿病等）患病率持续迅猛上升，且知晓率和管理率低下。近 20 年，多种慢性病患病率急剧攀升：高血压从 19% 升至 28%，糖尿病从约 3% 升至 13%。2018 年，我国糖尿病及糖尿病前期患病率合计高达 51%，而糖尿病知晓率、治疗率和治疗控制率分别仅为 37%、33%、51%。当前，全国肥胖知晓率、治疗率和治疗控制率数据仍然有待补充。预测研究显示，2030 年成年人中超重 / 肥胖率、高血压和糖尿病患病率可能分别达到 70.5%、35.4% 和 18.5%。

总体而言，中国肥胖问题形势严峻。据估算，2018 年 18～69 岁成年人中的肥胖人数已高达 8500 万（男性 4800 万，女性 3700 万），是 2004 年的三倍之巨。肥胖不仅会对个人健康构成严重威胁，如增加心血管疾病、糖尿病、高血压等慢性疾病风险，还会对社会医疗资源分配和劳动力素质产生深远影响。如此庞大的肥胖大军，会带来沉重的负担。

二、城乡大比拼：哪类人群更易发胖？

自 2010 年以来，中国肥胖人群的增长态势呈现出鲜明的分化特征，这背后蕴含着复杂多样的因素，包括城乡、年龄、性别等因素，值得我们深入剖析。

（一）城乡趋势

2004 年至 2010 年间，城市地区的男性和女性的平均 BMI 水平和肥胖率普遍高于农村地区。但在 2010 年以后，情况发生了显著变化。城市女性的平均 BMI 水平几乎停止上升（每年增加约 0.03kg/m^2）。农村女性的平均 BMI 仍稳定增长（每年增加约 0.09kg/m^2）。然而，城市男性和农村男性的平均 BMI 水平均仍在持续上升（每年增加约 0.1kg/m^2）。

到了 2018 年，农村女性的平均 BMI 水平和肥胖率要高于城市女性；但农村男性的 BMI 仍低于城市男性。

（二）性别趋势

在 2004 年，男性的平均 BMI 和肥胖率均低于女性，但到 2018 年时，这一状况完全逆转，男性的平均 BMI 和肥胖率高于女性。在 2004 年至 2018 年，男性的 BMI 增长速度高于女性（年增长 0.16kg/m^2 *vs.* 0.09kg/m^2）。

（三）年龄趋势

BMI 水平最低的是 18～29 岁的人群。因为这一年龄段的人群通常处于身体代谢较为旺盛的时期，且他们更加注重外在形象，可能会有意识地控制饮食和保持一定的运动量。对于不同人群，肥胖率最低的年龄组也有所不同。在女性人群中是年龄最小的那一组，而在男性人群中是年龄最大的那一组。在女性中，平均 BMI 和肥胖率随着年龄增加而增加，一直到 50 岁，之后改变很小。在男性中，中年男性（30～49 岁）的平均 BMI 和肥胖率最高。

在儿童青少年中，我国学生超重 / 肥胖发生率节节攀升，与 1985 年相比，2014 年 7～18 岁学生肥胖总体患病率增长了 54.8 倍，农村地区男生肥胖患病率增长势头迅猛。若不及时有效防控，到 2030 年，我国 7 岁以下儿童肥胖率将升至 6.0%，儿童是国家未来的希望，对于儿童的肥胖问题，我们应当高度重视。

值得关注的是，除了儿童与青少年，我国中老年人超重 / 肥胖问题也日益严峻，已成为公共健康领域的重大挑战。2011～2015 年，老年人超重率从 29.2% 攀升至 33.2%，肥胖率从 11.5% 升至 13.0%，中心性肥胖概率更是从

58.3% 激增至 63.9%。

对于这一严峻形势，我们迫切需要深入探究不同群体肥胖率差异的根源，以便我们能够制订出更为精准有效的干预策略。

第二节　钱包保卫战：肥胖正在吃掉你的存款

一、天价账单之谜：肥胖如何吞噬家庭积蓄

每年因慢性病导致的 4100 万例死亡中，有 12.1% 是超重 / 肥胖所致，80% 因超重 / 肥胖导致的死亡可归因于糖尿病、卒中、冠心病和癌症等疾病。1990～2019 年，因超重 / 肥胖而导致上述 4 种疾病占死亡比例及伤残调整寿命年（disability adjusted life years，DALYs）比例持续上升。2023 年，联合国大会举办了全民健康覆盖高级别会议，该会议强调了将预防和治疗肥胖纳入全民健康覆盖（Universal Health Coverage，UHC）并进行融资的重要性。此举标志着肥胖问题不仅已经成为全球健康治理的一部分，而且其深远的影响也使肥胖成为全球健康议程的核心议题。

与 BMI 正常者相比，中国超重 / 肥胖者的并发症患病率更高，其中脂肪肝、糖尿病前期、血脂异常和高血压最常见，且 BMI 越高，并发症越多。王友发团队研究发现，BMI 与全因死亡率呈“U”形关联，与 2 型糖尿病、心血管疾病、高血压、癌症、代谢综合征和慢性肾病的风险呈线性相关。我国肥胖相关的慢性病知晓率和管理率低，防控形势严峻。

根据国内学者研究及对《2024 世界肥胖报告》的分析、解读可发现，2020 年，超重 / 肥胖对全球经济的影响占到 GDP 总值的 2.4%；2035 年该项数值预计将增至 4.32 万亿美元。中国超重 / 肥胖问题同样严峻，2018 年，中国成年人中超重 / 肥胖率为 51.2%；国内团队前期研究显示，预计 2030 年成人超重 / 肥胖率将增至 70.5%，人数将达到 8.1 亿；2030 年归因于超重 / 肥胖的医疗费用预计 4180 亿元人民币（约 610 亿美元），约占全国医疗费用总额的 22%。

在中国云南省的大姚县，李青团队开展了一项非常有意思的研究，他们想要知道肥胖是怎么影响人们的健康以及当地经济的。于是，他们随机找了 2479 位 35 岁以上的居民，进行了问卷调查及体检。

在大姚县，高血压是居民常见的健康问题，而超重 / 肥胖是导致高血压的

主要原因之一，该项研究对当地高血压疾病经济负担进行了估算。这项研究使用了两种不同的方式来计算其经济损失。一种是直接的损失，比如因疾病而就诊、买药等直接花掉的钱；另一种是间接的损失，比如疾病导致工作效率低、甚至失业等负面影响带来的损失。

研究发现，因高血压住院的费用是人均直接经济负担的主要部分，占比为 81.6%。而且，男性因为高血压而直接、间接产生的费用以及总疾病经济负担都比女性要高，同时，男性因为中心性肥胖导致的疾病经济负担也比女性高。综合统计后发现，大姚县因为高血压造成的总经济负担高达 78400 万元，其中归因于肥胖的经济负担为 3760 万元。

肥胖不仅仅是个人的问题，它还对整个社会的经济造成了很大的影响。因此，我们每个人都应该更加关注自己的体重和健康，通过合理的饮食和锻炼来保持健康的体重，这样既可以预防个人的健康问题，也可以为整个社会的医疗资源减轻负担。

二、迟到早退的代价：被脂肪偷走的工作效率

肥胖不仅仅是个人的健康问题，它还悄悄地在我们的社会生活中投下了阴影，带来了不小的经济压力。我们可以从直接和间接两个方面来理解这种经济负担。

直接的经济负担就像是我们能直接看到的冰山一角，那就是因为肥胖而需要支付的医疗费用。如果因为肥胖带来的相关疾病而频繁去医院，无论是住院治疗、购买药物，还是日常的门诊检查，这些都将是一笔不小的开销。这些费用加起来，就构成了因为肥胖而产生的直接疾病经济负担。

肥胖带来的经济压力还远远不止这些。它还有一个更为隐蔽、更为深远的间接经济负担，就像冰山在水下的部分，虽然看不见，但影响巨大。这个间接负担主要体现在个人因为肥胖而失去的机会成本上。比如说，肥胖可能会让你在工作中感到力不从心，导致你的工作效率下降，甚至可能需要经常请假去看病，这样一来，个人劳动时间减少，劳动能力降低，相应的劳动所得也会遭受损失。而这些都是你原本可以创造的价值，现在却因为肥胖而失去了。这些因为肥胖而损失的收入和机会，就构成了间接的疾病经济负担。

肥胖不仅仅是一个关乎个人健康的问题，它还对我们的社会生活产生深

远的影响，带来了不小的经济压力。因此，我们应该更加关注肥胖问题，采取积极的措施来预防和治疗肥胖，减轻由它带来的我们个人和社会的经济负担。

（一）肥胖对就业造成的影响

研究发现，肥胖对就业会造成一定的影响，这种影响呈现出一个“倒U”形的模式，也就是说太瘦或太胖都可能对就业不利，但其中肥胖带来的问题尤为显著。即使考虑到教育、技能等人力资本因素，肥胖依然会对找工作产生负面影响，这种现象被称为“体型歧视”。

在年轻人中，特别是那些年富力强的职场新人，肥胖对就业的影响更大，而且女性受到的负面影响比男性更严重。研究者认为，这主要是因为肥胖可能会影响健康，而健康状况不佳又会影响个人的工作能力和效率，进而影响到就业。

肥胖对就业的影响主要体现在健康问题和感性认知两个方面。从健康问题来看，肥胖可能导致各种疾病的发生，如心脏病、糖尿病等，这些问题可能会影响个人的工作效率和出勤率，使得雇主在招聘时有所顾虑。从感性认知来看，人们对体型的偏见和歧视也会影响就业，比如，一些雇主可能更喜欢身材匀称的员工，认为他们更健康、更有活力；同时，人们还可能将肥胖与懒惰、能力低下等负面特质联系起来，从而对肥胖者产生偏见。这些因素都会影响到肥胖者的就业机会。

（二）肥胖与收入的关系

研究发现，肥胖和收入之间并不是简单的直线关系，而是呈现出一种复杂的非线性关系。在统计数据中发现，不是收入越高的人就越容易肥胖，也不是收入越低的人就越容易肥胖。

在三种不同收入类型的人群中，中等收入的人群肥胖的风险反而是最高的。这与我们的一般认知大相径庭，通常我们认为肥胖可能与经济条件较差、饮食不健康有关，但这项研究却发现，在中等收入的人群中，肥胖问题更为突出。

研究还发现，肥胖与收入的关系在不同的性别和地区也有所不同。在农村男性中，高收入与肥胖的关联性更高，也就是说，农村男性如果收入较高，他们肥胖的风险也会相应增加。但在女性和城市居民中，高收入与肥胖的关联性就不那么明显了。

此外，教育背景也与肥胖有一定的关联。在男性中，受教育程度越高，肥胖的风险似乎也会相应增加，这可能与男性的生活方式、工作压力等因素有关。但在女性中，教育背景与肥胖则呈现出负相关的关系，也就是说，受教育程度越高，女性肥胖的风险可能会降低。

综上所述，肥胖与收入之间的关系并不是简单直接的，而是受到多种因素的影响，包括性别、地区以及教育背景等。因此，我们不能简单地将肥胖归咎于经济因素，而是需要从更广泛的角度来考虑这个问题。

（三）肥胖对社会福利造成的影响

理解“疾病负担”是评估健康问题社会影响的关键。它衡量疾病导致的两类损失：过早死亡造成的生命损失，以及疾病引发的健康受损状态（如失能）所降低的生活质量与生产力。肥胖作为一种普遍存在的健康风险，正带来日益沉重的社会负担。

理论上，市场机制能有效配置医疗资源。然而，医疗领域存在显著的不确定性和医患信息不对称，常导致“市场失灵”——即市场本身无法实现资源的最优配置。肥胖问题可能加剧这种失灵：一方面，肥胖人群对医疗服务的需求更高；另一方面，在福利保障更完善、医疗资源更丰富的地区，生活方式的改变反而可能推高肥胖率，形成一种悖论。

一项针对浙江省小学生的调查研究清晰呈现了这种复杂性。该研究发现，相较于农村学生，城市学生的肥胖率更高。深入分析显示，享有更好社会福利和医疗资源倾斜的城市儿童，其零食与含糖饮料的消费频率显著更高。这种不健康的饮食习惯，成为城市儿童肥胖风险增加的重要推手。

肥胖给社会整体福利的负面影响主要体现在两方面：

一是生产力损失。肥胖相关的健康问题及潜在的心理困扰，会显著降低个体的工作与学习效率，甚至导致提前退出劳动力市场或学业中断，削弱其对经济社会发展的贡献能力。社会福利源于有效劳动的总和，肥胖群体的扩大直接侵蚀其基础。

二是医疗资源挤占。肥胖显著增加个体对医疗服务的需求，增加社会医疗总支出。在医疗投入增长有限的大背景下，单一健康问题导致的医疗费用激增，必然挤占其他健康需求的资源，稀释全体社会成员可享有的平均医疗福利水平。

综上所述，肥胖绝非单纯的个人健康问题，其深远影响已触及社会经济发展的核心——侵蚀生产力基础并挤占宝贵的公共医疗资源。因此，全社会必须提升对肥胖问题的重视程度。通过倡导健康饮食、促进规律运动等综合措施，有效防控肥胖，不仅关乎个体健康，更是提升整体社会福利水平、优化资源配置、保障社会可持续发展的关键行动。这要求构建多部门协作的综合治理体系：政府需完善政策环境（如食品监管、公共空间建设），社会组织应加强宣教与支持，企业有责任提供健康产品与工作环境，家庭和个人则需践行健康生活方式。唯有社会各界形成合力，方能有效遏制超重/肥胖率的快速攀升，切实减轻社会负担，提升国民健康水平。

第二章

脂肪工厂的运作密码

第一节　身体报警器：你真的不需要减肥吗？

一、BMI 局限：被忽视的内脏脂肪危机

（一）BMI（体重指数）的计算与意义阐释

BMI 是评价 18 岁以上成人群体营养状况的常用指标。不仅对反映体型胖瘦程度较为敏感，而且与皮褶厚度、上臂围等营养状况指标的相关性也较高。

1. BMI 计算公式及正常范围界定说明

$$BMI = 体重（kg）÷ 身高^2（m^2）$$

中国成人判断超重 / 肥胖程度的界限值：

（1）体重过低：$BMI < 18.5kg/m^2$。

（2）正常体重：$18.5kg/m^2 \leqslant BMI < 24kg/m^2$。

（3）超重：$24kg/m^2 \leqslant BMI < 28kg/m^2$。

（4）肥胖：$BMI \geqslant 28kg/m^2$。

2. BMI 在不同人群中的适用性与局限性分析

BMI 在大多数情况下可以说是“万金油”，适用于多数人，只要有身高和体重数据就可以计算，对于普通成年人来说是比较实用的指标。可广泛用于健康评估，快速简便地评估个人的体重是否处于健康范围，帮助人们初步了解自己的身体状况。

但 BMI 同样存在其局限性。举例来说，BMI 并不适用于所有人群，特别是对于一些肌肉发达的人群，像运动员这样的“肌肉男”，BMI 可能显示其超重甚至肥胖，但其实他们的体脂率是正常的。同时 BMI 没有考虑脂肪分布差异，比如将会在下文讲到的腹部脂肪堆积，会使人患心血管疾病的风险更高，而这恰恰是 BMI 的“盲区”。BMI 对于孕妇、儿童青少年和老年人等特殊人群，其

参考价值同样有限。孕妇体重增加包含胎儿等诸多因素，儿童青少年处于生长发育阶段时身体成分变化复杂，老年人肌肉流失等情况，使得 BMI 难以准确衡量他们的健康状况，因而在这些人群中其参考价值较低。

（二）腰围测量的重要价值解读

除 BMI 之外，腰围被认为是一项更有效、与健康风险更紧密相关的测量指标，并且也是判断是否为腹型肥胖的重要标准。一般来说，男性腰围大于等于 90 厘米，女性腰围大于等于 85 厘米，就有腹型肥胖的风险。

1. 腰围反映腹部脂肪堆积状态

人体的腹部是脂肪容易堆积的部位。当摄入的热量远超身体消耗时，多余的能量会以脂肪的形式储存起来。腹部的脂肪组织会不断增加体积和厚度。腰围的测量位置刚好可以体现腹部脂肪的积累情况。从身体结构看，腹部有皮下脂肪层和内脏脂肪层。内脏脂肪围绕在人体的脏器周围，当内脏脂肪增加时，会引起腹部向外扩张，从而使腰围增大。皮下脂肪的堆积同样会导致腰围上升。所以，腰围的大小和腹部脂肪堆积程度密切相关，它可以作为一个直观的指标来反映腹部脂肪的情况。

2. 腰围超标预警慢性病健康风险

腰围超标是一项极为重要的健康风险预警信号。腹型肥胖也称“中心性肥胖”，指脂肪在腹部堆积过多，胳膊细腿细肚子大，形似苹果，也称为“苹果型肥胖”。

研究表明，腹型肥胖与心血管疾病的发生风险密切相关。当腹部脂肪过度堆积，尤其内脏脂肪增多，会导致血液中甘油三酯、胆固醇等脂质成分升高，使血管壁变厚、变硬、失去弹性，促使动脉粥样硬化，进而引发冠心病、心肌梗死等严重心血管疾病。

此外，腹型肥胖还呈现出对糖尿病发生的预警作用。过多的腹部脂肪会干扰胰岛素的正常作用，使身体细胞对胰岛素产生抵抗，从而导致血糖难以得到有效控制，显著增加了 2 型糖尿病的风险。

另外，腹型肥胖与多种癌症的风险亦有紧密相关性。研究发现，腹型肥胖者，尤其是内脏脂肪过多的人群，患结直肠癌、子宫内膜癌等癌症的风险较高。这是因为内脏脂肪细胞会释放炎症因子和激素，干扰免疫系统的正常功能，并改变体内的激素环境，为癌细胞的生长和扩散提供有利条件。

腹型肥胖不仅影响心血管系统，也会给呼吸和骨骼系统带来负担。过多的腹部脂肪会压迫横膈膜，导致呼吸困难，引发睡眠呼吸暂停综合征，进而影响睡眠质量和氧气供应。此外，过多腹部脂肪会加重骨骼和关节的压力，增加关节退化和骨关节炎的风险。

关注腰围，就是关注健康的重要防线，一旦腰围超标，就应及时采取措施，调整生活方式，降低疾病风险。

二、肥胖等级：从“微胖可爱”到“健康红牌”

根据 BMI 可将肥胖（BMI≥28kg/m^2）分为轻度、中度和重度三个等级，不同等级的肥胖在健康风险方面存在明显差异。

（一）轻度肥胖（28.0kg/m^2≤BMI＜32.5kg/m^2）

1. 慢性疾病风险增加

因为肥胖会引起胰岛素抵抗，身体细胞对胰岛素的敏感性降低，导致血糖升高，患 2 型糖尿病的风险有所上升。同时，患高血压的概率也会增大，这是由于体内脂肪堆积过多，会使小动脉外周阻力增加，心脏泵血压力增大。

2. 关节负担加重

对承重关节，如膝关节和髋关节的压力增大。体重增加会加速关节软骨的磨损，长此以往可能引发骨关节炎，导致关节疼痛、活动受限。

（二）中度肥胖（32.5kg/m^2≤BMI＜37.5kg/m^2）

1. 心血管疾病风险加剧

患冠心病、心肌梗死等心血管疾病的风险更高。这是因为血液中胆固醇、甘油三酯等脂质成分会因肥胖而紊乱，易形成动脉粥样硬化斑块，堵塞血管，影响心脏的血液供应。

2. 呼吸功能受影响

可能会出现睡眠呼吸暂停综合征。肥胖导致呼吸道周围脂肪堆积，使气道变窄，睡眠时容易出现呼吸暂停，影响氧气供应，长期会引发心肺功能障碍。

（三）重度肥胖（37.5kg/m²≤BMI＜50.0kg/m²）

1. 严重的心血管问题

重度肥胖者出现严重的高血压和心脏衰竭的风险极大。心脏长期承受过重的负担，最终可能导致心脏功能衰竭。而且血管也会因为长期高压和粥样硬化而破裂，引发脑卒中等严重后果。

2. 代谢综合征及癌症风险上升

重度肥胖者大部分都会出现代谢综合征，包括血糖、血压、血脂紊乱等；患某些癌症，如子宫内膜癌、结肠癌等的风险也明显增加。这可能与肥胖引起的体内激素水平变化和慢性炎症有关。

三、体脂率的隐藏真相：不仅仅是数字

（一）体脂率测量方法与意义的介绍

1. 常见的体脂率测量技术

（1）双能 X 射线吸收法（DEXA）：被视为测量体脂率的“金标准”。它利用身体不同组织（如脂肪、肌肉、骨骼）对 X 射线吸收程度的差异来区分和计算脂肪含量，测量结果很精确，但设备昂贵，一般用于科研或专业的医疗检测机构。

（2）生物电阻抗分析（BIA）：这种方法是基于人体不同组织导电率不同的原理。脂肪组织导电率低，而肌肉和水分等导电率高。通过向人体发送微弱电流，测量电阻抗来估算体脂率。常见的体脂秤就是采用这种方法，操作简单，但会受到身体水分、进食和运动等多种因素的影响，准确性稍差。

（3）皮褶厚度测量法：使用特制的皮褶卡钳在身体特定部位（如肱三头肌、肩胛下角、腹部等）夹起皮肤和皮下脂肪，测量其厚度，然后代入特定公式计算体脂率。该方法相对简单，不过依赖测量者的手法和经验，且不同公式可能会导致结果有差异。

2. 体脂率在评估身体成分中的作用

首先，它能够区分脂肪和非脂肪组织。人体主要由脂肪组织、肌肉组织、骨骼和水分等组成。体脂率精准地呈现出脂肪在身体中所占的比例，帮助人们

了解身体成分的构成。例如，同样体重的两个人，体脂率高的人脂肪含量多，而体脂率低的人可能肌肉含量相对较高。

其次，体脂率是衡量健康和肥胖程度的重要指标。正常的体脂率范围对维持身体的正常生理功能很重要。一般男性体脂率在15%～20%，女性在20%～25%，被认为是健康的。体脂率过高，尤其是内脏脂肪过多，会增加多种慢性疾病的风险；体脂率过低也可能会引起身体机能紊乱，如女性可能出现月经不调等问题。

最后，在健身领域，体脂率能为健身计划提供有效的指导。健身人士通过监测体脂率，能更清楚体重的变化是脂肪的增减还是肌肉量的变化。比如一个人想增肌减脂，体脂率就能直观地反映其是否达到了预期的目标，而不仅仅是看体重的变化。

（二）其他辅助指标（如腰臀比等）的参考价值

腰臀比是腰围和臀围的比值，具有重要的参考价值。

测量腰围时，最好选择空腹时段，如晨起或排便后。两腿自然分开，与肩同宽，呼气时测量。找到两个固定标志，一个是肚脐，以肚脐作为一个支点围绕腰部来丈量；另一个是骨性标志——以肋骨的最下缘的肋弓和髂前上棘中间的一点作为支点测量。测量臀围时，两腿并拢，找到臀部最宽处测量横径，无需标记骨性点，直接找到最大横径即可。将腰围（厘米）与臀围（厘米）的数值相除，即可得到腰臀比。根据联合国世界卫生组织的建议，亚洲男性腰臀比的正常值上限是0.9，女性是0.8。世卫组织指出，随着腰臀比的增加，心脏病和中风的风险成倍上升；不仅如此，腰臀比过高与某些癌症的风险增加也有密切关系。研究表明，腹部脂肪尤其是内脏脂肪过多会增加胰腺癌、结肠癌、乳腺癌等多种癌症的发生率。

在健康风险评估方面，腰臀比能反映脂肪分布情况。如果脂肪主要堆积在腹部，也就是苹果型身材，腰臀比会比较高。这种腹部脂肪堆积的情况与许多慢性疾病的发生密切相关。相反，臀部和大腿脂肪堆积的梨型身材，通常腰臀比较低，这类体型的个体患心血管疾病或代谢性疾病的风险较小。梨型身材的脂肪更多分布在下肢，相较腹型肥胖，其健康风险较低。

腰臀比在体型美观的判断中也是一个重要指标。一个合适的腰臀比通常被认为更具美感，且不同文化对于理想腰臀比的标准存在差异。例如，西方文化偏好较小的腰臀比，而在非洲和拉丁美洲文化中则偏好更为丰满的身材。总体而言，协调的腰臀比较受大众审美欢迎。

在健身领域，腰臀比是监测身体变化的重要指标。通过运动，可以改变身体脂肪分布、降低腰臀比，提升身体健康状态，改善体型。同时，腰臀比也是评估锻炼效果的有效方法。

第二节　肥胖生产线：你的脂肪从哪来？

肥胖在中西医理论中有不同的病因病机解释，那么，我们身上的脂肪究竟从何而来呢？下文中，我们从中西医两个角度进行了一些具体解释。

一、中医解码：易胖体质的“培育土壤”

1. 饮食不节

长期过食肥甘厚味、辛辣醇酒、暴饮暴食等，超出脾胃运化能力，致使水谷精微不能正常输布，聚集成膏脂痰浊，堆积体内而致肥胖。

2. 缺乏运动

长期久坐少动，使气血运行不畅，脾胃运化功能减弱，水谷精微不能化为气血，反聚为痰湿脂膏，形成肥胖。

3. 情志失调

情志不畅，肝郁气滞，会影响脾胃运化，使水液代谢失常，聚湿生痰；或思虑过度，耗伤脾气，导致脾失健运，痰湿内生，引发肥胖。

4. 脏腑功能失调

脾主运化，若脾气虚弱，运化失司，水湿痰饮内停，易致肥胖。肾主水，肾阳不足，不能温煦脾阳，也会影响水液代谢，聚湿成痰而肥胖。

二、西医谜底：代谢功能失调诊断书

1. 遗传因素

研究表明，肥胖具有一定遗传倾向，若家族中有肥胖者，个体肥胖风险会

增加。一些基因突变或多态性可能影响脂肪代谢、能量平衡等生理过程，导致肥胖。

2. 饮食因素

平日喜欢吃高热量食物，如高糖的奶茶、高脂肪的零食、多油的烧烤油炸食品，非常容易超过人体自身一天所需的能量，多余能量就会以脂肪形式储存，导致体重增加和肥胖。

3. 运动量不足

现代人的生活多久坐，而体力活动不多，因体力或运动产生的能量消耗较少。能量摄入与消耗失衡，多余能量会转化为脂肪堆积，引发肥胖。

4. 内分泌因素

一些内分泌疾病可导致肥胖，例如甲状腺功能减退症会引起甲状腺激素分泌减少，机体代谢率下降，能量消耗减少；库欣综合征因皮质醇分泌过多，也会引起脂肪代谢紊乱，导致中心性肥胖。

5. 肠道菌群失衡

肠道菌群失衡可能影响营养物质吸收和能量代谢。一些特定菌群可促进食物中能量摄取，使机体从食物中获取更多能量，还可能影响脂肪代谢、储存相关的基因表达，增加肥胖风险。

第三节　科学减肥的秘密：减肥是场马拉松

一、快速瘦身：挡不住的诱惑？

（一）过度节食的危害

节食初期，体重下降是由于消耗脂肪供应热量。然而，随着热量摄入持续减少，身体的自适应机制会降低消耗，进入“平台期”，体重减轻速度放缓，身体适应于当前的热量摄入水平，消耗减少，导致减重停滞。此时继续减少食物摄入可能会短期内使体重继续下降，但最终身体会再次调整，消耗与摄入达到平衡。当恢复正常饮食时，基础代谢未恢复，体重容易反弹。为了再次减肥，人们往往再次选择节食，最终陷入恶性循环，新陈代谢不断降低，出现恶心、疲倦、饥饿、畏寒，并带来心情易怒、沮丧等极其恶劣的影响。

1. 基础代谢率（basal metabolic rate，BMR）下降

基础代谢是人保持最基本生命活动所需要的能量，比如保持清醒、心脏跳动、呼吸、肠胃蠕动，维持体温等，是最主要的能量消耗。基础代谢不是一成不变的，当以过低热量的饮食供给一天所需，或节食减肥时，人体就会自动调节，使基础代谢率降低。如果恢复正常饮食，而基础代谢率未恢复，体重就容易反弹。基础代谢率是指在安静状态下，维持生命所需的最低能量消耗。计算公式如下：

男性：BMR(千卡/天) = 10 × 体重(kg) + 6.25 × 身高(cm) – 5 × 年龄(岁) + 5
女性：BMR(千卡/天) = 10 × 体重(kg) + 6.25 × 身高(cm)– 5 × 年龄(岁) – 161

2. 免疫力下降

为了快速减肥，人们常用偏食或节食的方法，通过降低热量摄取来减重。长此以往，人体不可避免地出现营养不均衡或营养素缺乏，可能导致肌肉蛋白质分解、免疫蛋白减少、血液蛋白质合成不足，进而降低身体免疫力，增加感染风险，易出现身体不适，如感冒、腰酸背痛等。

3. 部分器官功能失调

在长期的饥饿情况下因热量及营养素的摄入不足，同时加上身体水分大量流失，体内肌肉蛋白质分解，易造成暂时性的肝肾功能失调。反复节食导致代谢率下降，可能影响肠胃功能，增加消化不良或肠胃疾病的风险，严重危害健康。

4. 内分泌失调

短时间内体重快速下降对女性而言，最明显的身体警告指标就是月经周期。一般月经周期是28～30天，虽然具体周期因个人体质而异，但仍会维持一个稳定的周期。可是在女性节食减肥体重骤降的情况下，极易导致月经周期不规则、月经量少，严重者则导致闭经。

5. 头发脱落

据临床资料统计，因减肥而致脱发者不断增多，其中20%～30%为20～30岁的青年女性。头发的主要成分是蛋白质、维生素和多种微量元素，过度节食减肥的人常常会出现蛋白质及微量元素摄入不足，容易导致大量脱发。

6. 心理问题

快速减重确实能让人享受短时间内体重下降而带来的满足感，但时间长了，人更容易出现抑郁、焦虑、注意力不集中等心理问题，让人在减重的过程中感觉越来越疲惫不堪。

总之，节食减肥虽然短期内可能带来体重的下降，但从长远来看，不仅会导致基础代谢率下降、免疫力减弱、器官功能失调、内分泌紊乱等一系列身体健康问题，还可能引发心理困扰和情绪问题。健康的减重方式应以科学的饮食结构和适量运动为基础，持之以恒，长期坚持，避免因盲目节食而对身体造成不可逆的伤害。

（二）揭密代餐、排毒等流行减肥法

1. 代餐可以替代正餐吗？

近些年，“代餐”等标签在减肥者中非常风靡，常见的有苹果减肥法、代餐粉减肥法等。代餐食品的热量通常低于正常饮食。

这种控制热量摄入的方法可以在短期内使体重降低。但人体就像一台非常精密的仪器，当热量摄入低于身体需求时，身体的新陈代谢会减慢以适应新的能量状态，避免体重持续大幅减少。恢复正常饮食后，因新陈代谢依旧缓慢，摄入的多余热量容易转化为脂肪，导致体重反弹增加。长期使用代餐食品可能还会影响免疫功能，严重时可能导致低血糖反应。尤其是冲泡饮用的代餐粉类流质，会对消化功能产生负面影响。因此，代餐方法可能导致减肥者陷入恶性循环，体重可能一时下降，但恢复正常饮食后，由于代谢率降低，反而容易反弹，甚至对身体健康造成不良影响。

2. “它”就藏在你的身体里！

“毒素”在医学中通常指那些对人体有害的物质，可能来自环境、食物或体内代谢过程。现代医学中，毒素可以泛指一切对人体有不良影响的物质，概括为会干预机体的正常生理活动，并且破坏机体功能的物质。而中医学中的“毒素”，也同样包含甚广，可以是侵袭人体后致病的邪毒，也可以是药毒、疫毒，还包括各种精神压力产生的情绪毒素等等。

过度蓄积的“毒素”很可能成为减肥无效的罪魁祸首，体内毒素累积过多时，可能会阻碍营养物质的有效吸收，即使摄入高营养价值的食物，身体也可能无法充分利用其营养。因此人们常说“减肥先排毒”，人体具有一定的机体自我净化能力，参考人体产生“毒素”的主要途径，为各位读者筛选出以下三种备选方法。

第一种是情志排毒。紧张、忧虑、压抑、愤怒、忌妒、怀疑、自卑、怨恨等过激情绪，极易引起脏腑、气血功能紊乱，导致机体出现不适，甚至发展为疾病状态。健康的作息与积极的心理状态，不但能从根源上减少“毒素”的产生，还能通过对于各种脏器的保护与对代谢的积极作用，促进毒素的排出。

第二种是饮食排毒。利用中医原理中的五色“青赤黄白黑”分别对应五脏“肝心脾肺肾”，通过补养五脏可以起到促进机体排毒的作用，如以黑色的香菇补肾、以白色的白萝卜补肺、以绿色的萝卜叶补肝、以红色的胡萝卜补心、以黄色的牛蒡补脾胃等，促进机体毒素排出，恢复脏腑功能。

第三种是运动排毒。坚持有规律的运动，每周至少运动 5 次，每次运动时间最少应在 30 分钟，运动方式最好结合自身体质采取自己真正喜欢的方式，为了保持运动趣味性，可以选择球类、游泳、骑行等，加速人体新陈代谢，充分发挥人体自身排毒系统的应用，最大程度调动人体排毒功能，不仅有助于减轻体重、训练肌肉，对于治疗疾病、消除压力和振奋精神也有一定正面作用，如果再与合理的排毒膳食结合，养成良好的生活方式，可能达到极佳的排毒效果。

（三）“轻断食”与长时间不吃饭的风险

近年来，“轻断食”作为一种流行的健康饮食方式受到广泛关注。它不仅被视为一种减肥方法，还被认为有助于改善新陈代谢、延缓衰老甚至提高免疫力。然而，与之相对的长时间不吃饭却存在潜在的健康风险。在追求健康与美的道路上，我们需要更加理性地看待这些方法，找到科学与健康的平衡点。

1. 什么是“轻断食”？

“轻断食”即间歇性禁食（intermittent fasting，IF），是一种周期性的饮食模式，通过限定进食时间段，让身体处于“断食-进食”循环中，有利于改善空腹血糖和餐后血糖水平以及缓解胰岛素抵抗。

2. 胰岛素是什么？

它是人体内唯一能降血糖的激素，并能促进糖原、脂肪、蛋白质的合成。

它的作用机制可以简单概括为：进食会使胰岛素增高，促进脂肪储存，使其消耗减慢；禁食可以使胰岛素减少波动进而消耗脂肪。

3. 轻断食的原理与方法

就是在为期一天的时间内，在相同热量摄入的情况下通过延长空腹时间来减少血糖波动从而增加脂肪消耗速率。常见的轻断食方法包括：

（1）“16+8”模式：以 1 天为周期，在 8 小时之内完成第一次进食和最后一次进食，在其余的 16 小时不摄入任何食物，只喝水，如果真的很饿可以选择性吃一些不会影响血糖波动的食物，比如茶、黑咖啡等等。

（2）“5+2”模式：一周 7 天中，随意选取不连续的两天，只摄取平常能量 25% 的食物，大约是男性 600 千卡，女性 500 千卡，其余 5 天正常进食。

（3）隔日断食：一天正常进食，一天限制热量摄入。

这些方法旨在利用断食期间的生理反应（如启动自噬、调节胰岛素水平）来达到改善健康的目的。然而，轻断食的关键是科学规划，避免给身体带来负担。虽然轻断食受到推崇，但长时间不吃饭可能对身体产生负面影响，尤其是在没有科学指导的情况下。

4. 长时间不吃饭可能出现的风险

（1）低血糖风险：长时间不进食可能导致血糖水平显著下降，出现头晕、乏力、心悸等症状。对于糖尿病患者而言，过度断食可能引发严重的低血糖反应，甚至危及生命。

（2）代谢减缓：长期断食可能让身体进入“节能模式”，减缓基础代谢率，这不仅会降低减肥效果，还可能导致体重反弹。

（3）营养不良：长时间不进食可能使身体无法摄取足够的营养，如蛋白质、维生素和矿物质，进而影响免疫功能、皮肤状况和身体机能。

（4）胃肠功能紊乱：长时间不进食可能导致胃酸分泌紊乱，引发胃痛、胃炎等问题。断食结束后暴饮暴食还可能对胃肠道造成更大的负担。

（5）情绪和心理问题：过度断食可能导致焦虑、易怒、注意力不集中等问题，影响日常生活和工作效率。

5. 科学轻断食的原则

为了从轻断食中获益，同时避免长时间不进食的风险，可以遵循以下原则：

（1）个性化定制：轻断食方法并非适合所有人。根据自己的健康状况、工作和生活习惯选择适合的断食模式，必要时咨询营养医师。

（2）避免过度：断食时间不宜过长，尤其是超过 24 小时的断食可能对身体造成不可逆的伤害。

（3）注重营养均衡：在进食窗口内，确保摄入足够的蛋白质、健康脂肪和膳食纤维，同时避免高糖、高脂肪的“垃圾食品”。选择营养素密度较高的食材，一般都是天然的、无添加剂的食材，这类食材不会造成能量过剩，而且饱腹感很强，比如绿色蔬菜、新鲜水果和优质蛋白，还有一些全谷类。

（4）保持规律运动：适度运动可以提高新陈代谢率，帮助身体更好地适应断食状态。

（5）倾听身体信号：如果在断食期间出现不适，应及时调整饮食计划，避免对身体造成伤害。

“轻断食”是一种具有潜在健康益处的饮食方式，但它的成功依赖于科学指导和合理实施，盲目追求长时间不进食可能带来严重的健康风险，甚至得不偿失。在选择饮食方式时，我们应以科学为依据，尊重个体差异，追求身体和心理的双重平衡，真正实现健康目标。

（四）最新研究：速成减肥的反弹率与健康影响

速成减肥后的反弹率是指在快速减肥后体重回升的比率。一般来说，速成减肥反弹率较高，很多人在结束减肥计划后的数月内，体重可能会恢复甚至超过原来的水平。这主要是因为速成减肥方法往往是通过严格限制热量摄入或者过度运动等方式来快速降低体重。这种极端的方式会使身体代谢率下降，进入“节能模式”，一旦恢复正常饮食或减少运动量，而身体“节能模式”没有关闭，消耗的热量变少，摄入的热量更容易转化为脂肪储存起来，从而导致体重反弹。

在短期内，如果减肥方法相对合理，比如采用控制饮食结合适量运动的方式快速降低体重，对于一些肥胖相关疾病（如高血压、高血脂等）可能会有一定的改善作用。体重的快速下降可能会使血压、血脂等指标暂时降低。

但从长期来看，速成减肥对健康存在诸多不利影响。身体可能会出现营养不良的症状，因为快速减肥时食物摄入可能会受到过度限制，导致人体无法获取足够的维生素、矿物质等营养物质。另外，速成减肥还可能导致皮肤松弛。由于体重下降速度过快，皮肤的弹性纤维来不及收缩，尤其是在大量减脂后，身体很多部位可能会出现皮肤松弛的现象。对女性而言，过度节食等速成减肥方法可能会引起月经不调，这是因为营养不足和身体脂肪含量过低影响了内分泌系统的正常运作。

二、什么是科学的减肥法？

（一）运动减肥：仅靠运动真的有效吗？

在追求健康体重的道路上，运动常常被看作是一把万能钥匙，许多人认为只要增加运动量，就能有效地减轻体重。然而，这种观点并不完全正确。事实上，减肥是一个复杂的过程，涉及到饮食、运动、生活习惯等多方面因素。仅靠运动来减肥，效果往往是有限的。

1. 破解运动减肥的误区：能量平衡的重要性

体重管理的核心在于维持能量摄入与消耗之间的平衡。体重的变化直接受到热量摄入与消耗差值的影响：摄入的热量多于消耗时，体重增加；消耗的热量多于摄入时，体重减少。因此，减肥的关键在于创造热量赤字，即消耗的热量要多于摄入的热量。为了更直观地表达这一概念，我们可以借助一个简单的计算公式来说明正常人一天需要摄入多少能量。根据《中国居民膳食指南（2022）》，成年人每天的能量需求可以通过以下公式估算：

每日所需能量 = 基础代谢率 + 食物热效应 + 活动消耗能量

其中，基础代谢率具体计算方法详见本节开头部分。

食物热效应是指消化食物所消耗的能量，一般为摄入能量的 10% 左右。活动消耗能量则根据个人的日常活动水平而定，不同人差异较大。

例如，一个 34 岁、身高 178cm、体重 96kg 的男性，其基础能耗计算如下：

$$BMR = 10 \times 96 + 6.25 \times 178 - 5 \times 34 + 5 = 1907.5\ \text{千卡}$$

如果考虑轻度活动水平，真实能耗可能为：

$$\text{真实能耗} = 1907.5 \times 1.2 = 2289\ \text{千卡}$$

这意味着，为了维持体重，他每天需要摄入大约 2289 千卡的能量。如果想要减肥，他需要创造热量赤字，比如每天减少 500 千卡的摄入，即每天摄入 1789 千卡，理论上每周可以减少体重 0.5kg。

通过这样的计算，我们可以更清晰地理解能量摄入与消耗的平衡对于体重管理的重要性，并据此调整饮食和运动计划。

2. 运动与饮食的关系

运动无疑是增加热量消耗的有效方式，但它并不是唯一的方式。实际上，饮食控制对于减肥来说更为关键。研究表明，饮食控制对于体重管理的贡献远大于运动，这是因为食物的热量密度很高，而运动消耗的热量相对较低。例如，一块蛋糕可能含有 500 千卡的热量，而慢跑 30 分钟大约只能消耗 300 千卡。因此，即使进行了运动，如果不控制饮食，减肥效果也会大打折扣。

3. 运动的类型与减肥效果

运动的类型也会影响减肥效果。有氧运动，如跑步、游泳和骑自行车，能够提高心肺功能，增加热量消耗，对于减肥有一定的帮助。然而，力量训练虽然在短期内消耗的热量不如有氧运动多，但它能够增加肌肉量，提高基础代谢率，从而在运动后继续消耗热量，对于长期减肥更为有利。

4. 个体差异与运动减肥

每个人的身体状况和基因都不同，这意味着运动减肥的效果也会因人而异。有些人可能通过运动能够快速减轻体重，而有些人则需要更长时间和更多的努力。此外，随着年龄的增长，基础代谢率会逐渐下降，这使得减肥变得更加困难。

（二）药物减肥的副作用与依赖性

在追求瘦身的道路上，药物减肥常常被寄予厚望。的确，药物减肥在短期内可能见效，但其副作用和依赖性问题却常常被忽视。本节将详细探讨药物减肥的误区与真相，帮助广大读者更好地了解药物减肥的风险，避免盲目依赖药物减肥方法。

1. 常见减肥药物的种类及其作用机理

目前市面上的减肥药物种类繁多，可以大致分为以下几类：

（1）食欲抑制剂：如芬特明（Phentermine），这类药物通过作用于中枢神经系统，减少饥饿感，从而减少进食量。

（2）代谢增强剂：如麻黄碱（Ephedrine），这类药物通过提高新陈代谢率，增加能量消耗。

（3）脂肪吸收抑制剂：如奥利司他（Orlistat），这类药物通过抑制肠道脂肪酶，减少脂肪的吸收。

（4）中药减肥药：如山楂、荷叶、决明子、大黄等，这些药物通常具有消脂、利尿、清热等功效。

2. 药物减肥的副作用

药物减肥的副作用不容忽视，以下是一些常见减肥药物的副作用：

（1）食欲抑制剂：长期使用食欲抑制剂可能会导致头晕、失眠、心悸、口干等不适症状，可能引起胃肠功能紊乱，出现严重营养不良。极端情况下，还可能引起肝脏功能障碍。

（2）代谢增强剂：使用这些药物时，可能会出现心跳加速、血压升高、焦虑、颤抖等症状。长期使用也可能对心血管系统造成损害。

（3）脂肪吸收抑制剂：奥利司他等药物可能会导致胃肠道不适，出现腹泻、油腻便、腹痛等。此外，还可能影响脂溶性维生素（如维生素 A、D、E、K）的吸收，导致营养不良。

（4）GLP-1 类药物：以司美格鲁肽、替西帕肽等为代表，这类新型减肥药物通过延缓胃排空和增强饱腹感发挥作用，但可能会引发胃肠道不适，如恶心、呕吐、腹泻、腹痛、便秘等。此外，还可能增加胆囊疾病风险。

3. 药物减肥的依赖性

药物减肥的依赖性也是一个重要的问题。许多减肥药物通过外在手段干预身体的自然代谢过程，一旦停药，可能会迅速反弹，甚至超过原来的体重。

（1）食欲抑制剂：长期使用食欲抑制剂可能会使身体对外部刺激的反应减弱，一旦停药，食欲可能会突然增加，导致过度进食。

（2）代谢增强剂：这些药物会使身体保持高度的代谢状态，一旦停药，身体可能会迅速回到原来的低代谢状态，导致脂肪迅速堆积。

（3）脂肪吸收抑制剂：停药后，身体的脂肪吸收能力可能会迅速恢复，导致短时间内体重增加。

（4）中药减肥药：长期随意使用某些泻下药可能会让我们的身体对某些成分产生依赖。比如大黄，它能帮助我们通便，但如果长期大量服用，开始时可能效果很好，但后来可能会导致更严重的便秘问题。大黄属于“先下后敛”之药，长期服用容易形成依赖，久而久之，不服大黄则无法顺利排便，严重危害自身健康。中医减肥，建议在专业中医师指导下辨证论治，安全有效。

4. 心理依赖

除了身体的依赖性，药物减肥还可能带来心理依赖。一些减肥者在使用药物后短时间内看到了效果，可能会形成一种不切实际的期望，认为只要依靠药物就能轻松减肥。这种心理依赖会使减肥者忽视健康的生活方式，如合理的饮食和适量的运动，最终导致减肥效果难以持久。

5. 对身体的长期影响

药物减肥的副作用不仅体现在短期内，还可能对身体造成长期的影响。长期依赖药物减肥可能会导致内分泌失调、免疫功能下降、心血管疾病、肝肾功能障碍等严重健康问题。此外，某些药物还可能影响生殖系统，导致月经失调、性功能障碍等问题。盲目依赖药物减肥不仅难以实现长期的体重管理目标，还可能对身体造成不可逆的损害。因此，希望广大读者能够树立正确的减肥观，避免陷入药物减肥的误区。在减肥过程中，应注重健康的生活方式和良好的生活习惯，这些方法虽然需要时间和努力，但能够带来更持久、更健康的效果。

（三）只关注体重不关注体脂的误区

在减肥的过程中，许多人都将体重作为唯一的衡量标准。然而，这种做法存在较大的误区。体重的变化并不能完全反映身体的健康状况和减肥效果，而体脂率才是更为科学和重要的指标。本节将详细探讨只关注体重不关注体脂的误区，帮助广大读者树立科学的减肥观，实现健康的体重管理。

1. 体重和体脂的区别

体重是指身体总重量，包括肌肉、脂肪、骨骼、内脏、水分等。而体脂率是指身体中脂肪组织所占的比例。体重的变化受到多种因素的影响，如水分变化、肌肉增加或减少、食物摄入等。因此，仅靠体重来判断减肥效果并不全面。

（1）体重：体重是一个简单的数值，容易受到短期因素的影响。例如，运动后大量出汗会导致体重暂时下降，但这种下降主要来自水分的流失，而不是脂肪的减少。

（2）体脂率：体脂率反映了身体脂肪的含量，是一个更为稳定和准确的指标。通过监测体脂率，可以更清楚地了解脂肪的减少情况和肌肉的增加情况，从而判断减肥的过程是否健康。

2. 只关注体重的误区

（1）水分变化的误导：许多人在减肥初期会发现体重迅速下降，这主要是因为水分的流失。例如，低碳饮食会导致体内水分减少，从而使体重下降。但这种下降并不代表脂肪的减少，反而可能会出现脱水的风险。

（2）肌肉减少的代价：肌肉对于人们的身体健康具有重要作用，包括提升基础代谢、保护骨骼与关节、增强免疫力、促进血液循环等多种益处。如果减肥过程中仅依靠节食而缺乏运动，可能会导致肌肉量的减少，会使基础代谢率下降，从而使减肥效果难以持久，导致体重反弹。

（3）忽视整体健康状态：只关注体重的变化可能会忽视身体其他方面的健康状况，如心肺功能、免疫系统、内分泌平衡等。长期的不健康减肥方法可能会导致身体机能下降，增加患病的风险。

（4）心理压力：频繁的体重测量和体重的变化可能会给减肥者带来心理压力。如果体重在短期内没有明显下降，减肥者可能会感到沮丧和挫败，进而放弃减肥计划。这种心理压力不仅不利于减肥，还可能对健康造成影响。

3. 体脂率的重要性

（1）反映真正的减肥效果：体脂率能够更准确地反映脂肪的减少情况，是判断减肥效果的重要指标。理想的减肥效果应该是脂肪减少，肌肉量保持或增加。

（2）评估健康状况：体脂率过高不仅会增加肥胖的风险，还会导致多种慢性疾病。通过监测体脂率，可以更好地评估身体的健康状况。

（3）指导科学减肥：体脂率是一个动态的指标，可以指导减肥者调整减肥方法。例如，如果体脂率下降缓慢，可以通过增加有氧运动和合理饮食来改善；如果体脂率下降过快，可以适当增加蛋白质的摄入，保护肌肉。

（四）多维度体重管理的必要性

肥胖，作为一种全球性的公共卫生问题，其复杂性要求我们采取多维度的管理策略。科学研究显示，肥胖的成因涉及遗传、环境、心理、社会等多个层面，因此，有效的体重管理也必须从多维度入手。

1. 遗传与环境的交互作用

遗传因素对肥胖的影响不容忽视，但环境因素，以及饮食习惯和生活方式，同样扮演着重要角色。在遗传与环境因素的交互作用下，每个个体形成了个性化体质类型，在不同体质类型的肥胖中表现出不同的影响，需要个性化的干预措施。

2. 心理社会因素的重要性

心理状态，如压力和情绪问题，与肥胖有着密切的联系。九体医学中的气郁质体质类型，对应着心理状态对健康的影响，因此心理干预成为体重管理中不可或缺的一部分。

3. 科学的膳食模式

合理的膳食是体重管理的基础。全球范围内，如地中海饮食、北欧饮食等膳食模式被证实有助于控制体重和降低慢性病风险。《中国居民健康体重管理之减重行动 20 条》中也强调了控制总热量摄入、坚持平衡膳食的重要性。九体医学提倡根据个人体质调整饮食，如气虚质和阳虚质的人可能需要更多的温补食物，而湿热质和痰湿质的人则需要清淡饮食。

4. 运动干预的核心地位

运动是体重管理的核心。九体医学认为，运动不仅能减重，还能调和气血，增强体质。不同体质的人应选择适合自己的运动方式，如平和质的人适合适度运动，而气虚质的人则需避免过度劳累。

5. 睡眠与心理状态的影响

良好的睡眠和积极的心态对体重管理同样重要。九体医学中的平和质和气郁质等体质类型，特别强调了睡眠和心态对健康的影响。

6. 药物和手术治疗的辅助作用

对于重度肥胖且生活方式干预无效者，药物治疗和手术治疗成为必要的选择。九体医学认为，这些治疗手段应结合个体体质和健康状况，由专业医生指导进行。

7. 全生命周期的体重管理

肥胖的防治需要从儿童抓起，全生命周期的体重管理对于预防和控制肥胖至关重要。九体医学强调从儿童时期就开始根据体质进行体重管理，以预防肥胖的发生。

综上所述，科学研究揭示了多维度体重管理的必要性。九体医学提供了一个全面的框架，通过综合运用多维度的策略，我们才能更有效地揭开肥胖的“神秘面纱”，实现健康体重管理的目标。通过个性化的体质辨识和干预，我们可以为每个人提供最适合他们自己的体重管理方案。

三、从吃得好到吃得对：健康饮食指南

（一）吃得少就能瘦？

在减肥的征途上，一个广为流传的观点是“吃得少就能瘦”。然而，这种看法忽略了人体代谢机制的复杂性。基础代谢率占据了我们每日总能量消耗的60% 至 75%。这意味着，即便我们处于休息状态，身体也在持续地消耗能量。因此，单纯地减少食物的摄入量，并不必然导致体重的减轻，反而可能对基础代谢率产生不利影响。

1. 减肥与基础代谢率的关系

减肥过程中，基础代谢率的变化是一个不可忽视的因素。当体重下降时，基础代谢率也会随之降低，因为身体不需要那么多能量来维持更轻的体重。这种代谢适应性调整是身体在减重过程中对能量短缺的自我保护机制，表现为基础代谢率下降，使得身体即便在热量减少的情况下，也能尽量保持能量平衡。

2. 节食对代谢水平的影响

极低热量饮食可能导致基础代谢率显著下降。这是因为身体进入“节能模式”，减少非必需的能量消耗，以应对食物短缺。代谢水平下降不仅减缓减肥进程，还可能导致体重反弹，因为恢复正常饮食后，低代谢率使得摄入的能量更容易转化为脂肪。

3. 提高代谢水平的方法

为了维持或提高代谢水平，我们可以采取以下措施：

（1）增加肌肉量：肌肉组织在静息状态下比脂肪组织消耗更多的能量。通过力量训练，如举重、俯卧撑、深蹲等，可以刺激肌肉生长，提高基础代谢率。中医也认为，适度的运动可以调和气血、增强体质，从而提高代谢水平。

（2）合理饮食：保证足够的蛋白质摄入，因为在消化蛋白质时，身体需要

更多的热量进行分解、吸收和转化，这种现象称为食物热效应，它能有效提高代谢速率。中医强调食物的寒热属性，合理搭配寒热食物，可以调节体质并预防因单一属性引发的不适。

（3）保持水分：保持充足的水分摄入至关重要。适量饮水不仅能够提升代谢速率，还能帮助身体维持正常的生理功能。然而，需要注意的是，应避免饮用过冷的水。在中医理论中，肥胖与痰湿密切相关，过量摄入寒凉食物，包括冷饮，会加重体内的痰湿，从而影响代谢。因此，建议选择温水或常温水，以促进新陈代谢，同时避免加重体内的湿气。

（4）间歇性禁食：通过限制进食时间窗和增加禁食时间，能改善身体对胰岛素的敏感性，促进脂肪分解，并有助于减少脂肪储存，从而提高整体代谢率。

（5）摄入健康脂肪：健康的脂肪，如单不饱和脂肪（例如橄榄油、鳄梨）和多不饱和脂肪（如鱼油、坚果等），不仅有助于提升代谢率，还能改善胆固醇水平，维护心血管健康。中医也认为，合理的脂肪摄入有助于调和脾胃，促进气血运行。

（6）充足睡眠：现代科学研究已经表明，睡眠不足会导致胰岛素抵抗和激素失调，比如增加饥饿激素、减少饱腹激素，这会降低代谢速率和增加食欲，从而影响体重管理。《黄帝内经》中提到“胃不和则卧不安”，这句话揭示了胃部健康与睡眠质量之间的密切关系。从中医的角度来看，这句话意味着当胃部出现不适时，人的睡眠就会受到影响。胃气以降为顺，如果胃气不和，即胃气上逆，就会干扰心神，导致睡眠不安；因此，胃肠健康与睡眠质量相互影响。确保每晚 7～8 小时的高质量睡眠，可让身体在休息的同时维持代谢活动。

“吃得少就能瘦”这一观点忽视了人体代谢的复杂性。减肥不仅仅是关于热量摄入和消耗的简单计算，更是关于如何通过健康的生活方式和饮食习惯来维持或提高代谢水平。减肥是一场关于健康的修行，你要把吃、动、生活方式、心理健康全部都带着上路，综合运用，才能“瘦”与“寿”同行。

（二）低脂、低碳水化合物饮食的误区

在现代社会，低脂和低碳水化合物饮食常被认为是减肥和健康的手段，但这些概念往往伴随着一些误区和误解。

1. 低脂饮食的误区

（1）低脂饮食等于不吃肉：这是一个普遍的误区。实际上，低脂饮食并不等同于完全避免肉类。低脂饮食建议减少的是肥肉、动物内脏、禽畜肉皮、鱼籽、虾籽、蟹黄等高脂肪食品的摄入。鱼肉、禽类、蛋类等富含优质蛋白，其脂肪含量并不高，尤其是鱼肉中的不饱和脂肪酸对心脑血管有益。

（2）全脂牛奶不能喝：全脂牛奶并非严格意义上的高脂肪食品，其脂肪含量通常为 3.0～3.5g/100g，适合大多数成年人日常饮用。对于血脂异常的人群，脱脂或低脂牛奶可能是更好的选择。

（3）烹饪方式不重要：低脂饮食不仅关注食物来源，烹饪方式同样重要。过量的烹调油会提供额外的脂肪。健康的烹饪方法如蒸、煮、炖等可以减少烹调油的摄入。

2. 低碳水化合物饮食的误区

（1）低碳水化合物饮食等于健康：低碳水化合物饮食，如阿特金斯饮食法和生酮饮食，虽然短期内可能有助于减重，但长期效果和健康影响存在争议。

（2）低碳水化合物饮食适合所有人：每个人的身体状况、代谢特点以及生活方式存在差异，因此在选择饮食模式时，需要根据个体的具体情况做出调整，低碳水化合物饮食可能并不适合所有人，比如心脏病、痛风、肾病患者不适宜长期食用低碳水化合物饮食。

（3）低碳水化合物饮食种类无所谓：低碳水化合物饮食需尽量选择荞麦、藜麦、糙米等五谷杂粮类优质碳水，避免精制碳水淀粉类主食、含糖饮料、加工食品及高糖水果等。

（4）低碳水化合物饮食无副作用：长期减少碳水化合物摄入可能导致便秘、头痛、肌肉痛性痉挛等副作用，女性可能出现月经不调，严重时可能导致酮症，引起口臭、头痛、疲劳和虚弱等症状。

综上所述，低脂和低碳水化合物饮食并非适合所有人的万能方案。在实施这些饮食模式时，应考虑个人健康状况、营养需求和生活习惯，必要时应寻求专业营养师的指导。正确的饮食模式应注重营养均衡，合理搭配脂肪、碳水化合物和蛋白质，以达到健康减重和长期维持健康的目的。

（三）不吃晚饭就能瘦？

“不吃晚饭就能瘦”这一观念在减肥人群中广为流传，但科学研究揭示了这一做法的真相。不吃晚饭可能短期内出现体重下降，然而这主要是由于水分的丢失，而非脂肪减少。长期采用这种做法可能会导致基础代谢率下降，使得减肥变得更加困难。身体可能会进入“节能模式”以减少能量消耗，从而影响减肥效果。

1. 胰岛素抵抗的影响

对于那些面临胰岛素抵抗的人来说，身体对胰岛素的反应减弱，导致血糖水平持续升高，从而增加了 2 型糖尿病的风险。在这种情况下，采取不吃晚饭的减肥方法可能并不如预期般有效。尽管省略晚餐可以减少每日的总热量摄入，但研究显示，这种方法在胰岛素抵抗患者中的减肥效果仅为正常人的一半。其原因在于，胰岛素抵抗已经导致了代谢功能的紊乱，而进一步限制热量摄入，尤其是省略晚餐，可能会进一步加剧这一问题。晚餐不仅为身体提供必要的营养，还对维持正常的代谢节律至关重要。省略晚餐不仅可能引发夜间饥饿感，导致次日过量进食，还可能降低基础代谢率，从而减少能量消耗。因此，对于胰岛素抵抗患者而言，不吃晚饭并非一个有效的减肥策略。相反，均衡的饮食计划与适度的热量控制，才是更为明智的选择。

2. 健康风险

不吃晚饭可能会带来一系列健康问题。长时间不吃晚饭可能导致营养素缺乏，影响身体免疫力。同时，饥饿感可能会干扰睡眠质量，而睡眠不足已被证实与体重增加有关。不吃晚饭还可能导致胃肠功能受损，增加胃病风险。

3. 体重反弹

不吃晚饭可能会导致体重反弹。身体为了应对饥饿，可能会降低新陈代谢率，优先储存脂肪。一旦恢复正常饮食，体重可能会迅速增加。

4. 心理影响

（1）血糖波动：不吃晚饭会导致夜间血糖水平下降，身体为了维持血糖稳定，会释放应激激素如皮质醇。皮质醇被称为“压力荷尔蒙”，其水平升高会让人感到焦虑和压力。

（2）饥饿感增强：长时间的空腹状态会让人产生强烈的饥饿感，这种饥饿感会引发对食物的强烈渴望，导致饮食焦虑。

（3）情绪波动：血糖水平不稳定会影响大脑中神经递质的平衡，如血清素水平降低，这会导致情绪波动，使人感到焦虑和烦躁。

（4）社交影响：晚餐通常是社交活动的重要组成部分，跳过晚餐可能导致社交活动的减少，增加孤独感和心理压力。

（5）暴食行为：由于饥饿感的增强和对食物的渴望，人们在下一餐时可能会暴饮暴食，这种行为不仅抵消了不吃晚饭带来的热量赤字，还可能导致更严重的代谢紊乱。

“不吃晚饭就能瘦”是一个误区。减肥的关键在于总热量的控制和营养均衡，而不是简单地跳过某一餐。健康的减肥应该注重全面的饮食管理和健康的生活方式，而不是依赖于不吃晚饭。健康的晚餐应该是营养均衡的，包含优质蛋白、谷物、蔬菜以及适量的健康脂肪。晚餐时间最好安排在晚上 7 点前，以便留出足够的消化时间，减轻对身体的负担。真正成功的减肥在于养成正确的饮食习惯和生活方式。

（四）正确认识营养均衡与长期饮食管理

在探讨肥胖问题时，我们不得不面对一个核心议题：如何正确认识营养均衡以及它在长期饮食管理中的作用。营养均衡不仅仅是一个健康饮食的口号，而且是维持健康体重和预防肥胖的关键因素。

1. 营养均衡的重要性

营养均衡是指在饮食中摄取各种营养素的比例适当，满足身体对能量和营养素的需要。这种平衡有助于维持正常的生理功能，促进健康，并减少慢性疾病的风险。营养均衡的饮食应包括足够的蛋白质、适量的碳水化合物和脂肪，以及丰富的维生素和矿物质。

2. 打破饮食迷思

常见的饮食迷思包括“多喝汤能补充营养”“吃素更健康”“红枣能补血”等，这些观念往往忽略了营养均衡的真正含义。例如，虽然红枣含有一定的铁质，但其补血效果远不如动物肝脏。正确的做法是依据体质选择多样化的食物，确保各类营养素的全面摄入。

3. 长期饮食管理的科学依据

长期饮食管理需要基于科学研究和证据。例如，WHO 推荐的健康饮食包括大量的水果和蔬菜、全谷物、坚果、豆类和适量的动物源性食品。这些建议基于大量流行病学研究和临床试验，证实了健康饮食模式对于预防肥胖和相关慢性疾病的重要性。

4. 实践营养均衡的策略

（1）多样化食物选择：每天至少摄入 12 种不同的食物，每周至少 25 种，以确保营养的全面性。

（2）合理搭配：按照中国居民膳食指南，合理搭配谷薯类、蔬菜水果、畜禽鱼蛋奶和豆类食物。

（3）控制能量摄入：特别是对于超重 / 肥胖人群，适当减少高能量食物的摄入，并增加膳食纤维的摄入，有助于控制体重。

（4）避免不健康食品：减少高糖、高盐和高脂肪食品的摄入，这些食品往往能量密度高，营养价值低。

5. 营养均衡与体重管理

营养均衡对于体重管理至关重要。一个均衡的饮食计划可以帮助人们维持健康的体重，避免因营养过剩或营养不良导致的体重问题。通过长期坚持均衡饮食，结合适量的体育活动，可以有效地控制体重，减少肥胖的风险。

营养均衡是长期饮食管理的基石。通过科学的饮食搭配和健康的生活方式，我们可以有效地管理体重，预防肥胖，并促进整体健康。打破饮食迷思，依据科学证据做出饮食选择，是实现健康体重管理的关键步骤。

四、1 周躺瘦？懒人的异想天开

（一）心理因素在减肥中扮演的角色

在探讨快速减肥的心理误导之前，我们必须首先理解心理因素在减肥过程中扮演的角色。心理因素不仅影响着个体的饮食习惯和生活方式，而且在减肥成功与否中起着决定性的作用。

1. 情绪与进食行为

情绪状态对进食行为有着显著的影响。压力、焦虑或沮丧等负面情绪很容易导致人们选择食物作为安慰，从而可能引发暴饮暴食或过度进食。因此，了解情绪的力量，并学会表达情感和寻求支持，而不是通过进食来应对负面情绪，对于减肥至关重要。

2. 认知灵活性

认知灵活性是指个体在面对困难时从多角度分析问题并制订解决方案的能力。具有高认知灵活性的人更有可能在面对减肥过程中的挫折时保持冷静，调整策略，并从中学习。

3. 自我效能感

自我效能感是个体对自己能够成功执行特定任务或达成目标的能力的信念。了解自己的能力和过去的成功经验，有助于增强自我效能感，从而帮助个体在减肥过程中保持积极态度。

4. 社会支持

社会支持对于减肥成功至关重要。与家人、朋友或支持群体分享减肥经历、目标和挑战，可以提供情感支持和鼓励。这种支持有助于减轻压力，增强动力，并帮助个体在面对困难时保持坚持。

5. 心理预期

对减肥过程和结果抱有积极、现实的态度，有助于个体更好地应对挑战，保持动力和乐观态度。了解自己的心理预期，并学会调整不切实际的期望，有助于实现更好的减肥效果。

6. 心理健康状况与体重管理

心理健康状况（psychological well-being，PWB）与肥胖有关，且 PWB 在减重结果中的作用不容忽视。研究表明，PWB 的不平衡维度，特别是极高的自主性，可能会导致减肥效果不佳。这提示我们在综合生活方式干预中增加针对心理健康的治疗策略是很有必要的。

7. 心理干预的重要性

心理干预可以解决潜在的情绪因素并促进减肥。过去十年来，饮食控制和运动一直是减肥的主要干预措施，但随着超重 / 肥胖率的不断上升，显然需要探索其他体重管理策略，特别应重点关注可能导致超重 / 肥胖的心理因素的干预策略。

心理因素在减肥过程中扮演着重要角色。情绪调节、认知灵活性、自我效能感、社会支持和心理预期等心理因素对减肥的成功与否有着直接的影响。因此，任何减肥计划都应该考虑到这些心理因素，并在必要时提供心理支持和干预。快速减肥的心理误导往往忽视了这些心理因素的重要性，而一个全面且持久的减肥计划必须包括对这些心理因素的管理。

（二）对短期减肥效果的过度期待

在现代社会，快速减肥的观念被广泛传播，许多人对短期内显著减重抱有过高的期待。这种心理状态不仅不切实际，而且可能对健康造成严重损害。以下是对短期减肥效果过度期待的几个方面的探讨。

1. 快速减肥的社会影响

社会媒体和流行文化常常展示快速减肥的成功案例，这导致许多人对减肥速度有不切实际的期待。然而，这些案例往往忽视了健康和科学的原则，可能误导公众采取极端或不健康的方法来追求快速减重。

2. 心理因素的作用

心理因素在减肥过程中扮演着重要角色。情绪与进食行为紧密相关，压力、焦虑或沮丧等情绪可能导致人们选择食物作为安慰，从而影响减肥效果。此外，认知灵活性、自我效能感和社会支持等心理因素也对减肥成功与否有着直接影响。

3. 生理机制的制约

减肥效果受心理、行为及身体生理机制等影响，如新陈代谢速率、基础代谢率和荷尔蒙平衡等会影响能量消耗与脂肪储存。若忽视生理机制，过度追求减肥速度，身体可能会进入节能模式，减缓代谢，增加减肥难度且损害健康。

4. 健康减肥的基本原则

为了确保减肥过程的健康和可持续性，遵循一些科学的原则是至关重要的。这些原则包括均衡饮食、适量运动、充足睡眠和心理健康。

5. 快速减肥的短期效果

快速减肥的短期效果可能会给人们带来暂时的满足感，但这种效果往往是短暂的，并且可能导致体重反弹。相比之下，长期、渐进的减肥方法更有可能带来持久的效果，并减少对健康的负面影响。

6. 提升动机与自信心

动机和自信心对于坚持减肥计划至关重要。心理干预可以通过鼓励、奖励机制、设定阶段性目标等方式，激发个体的减肥动机，提升自信心。当个体感受到自己的进步和成就时，会更有动力继续坚持减肥。

对短期减肥效果的过度期待是一种常见的心理误区，它忽视了减肥的复杂性和个体差异。健康的减肥应该是一个渐进的过程，需要耐心和恒心。通过管理心理预期、采取科学的方法，我们可以更有效地实现长期的体重管理目标。

（三）短期极端减肥对心理健康的影响

在现代社会，减肥已成为一个普遍关注的话题，而快速减肥的极端方法更是受到许多人的追捧。然而，这些方法往往忽视了对心理健康的影响，导致了一系列严重的后果。

1. 快速减肥与抑郁症

快速减肥可能导致减肥后抑郁症，这是一种在减肥过程中出现的情绪低落、兴趣减退及愉快感消失的症状。这种症状可能表现为悲观厌世、无精打采、反应迟钝、言语减少、不愿与人交流、失眠、食欲减退等。严重时，患者甚至可能出现过度节食、暴饮暴食，甚至自残自杀等过激行为。

2. 减肥药物对心理的影响

减肥药物通过兴奋中枢神经，减少食物摄入发挥作用，但同时也可能引起情绪波动，导致抑郁。此外，减肥药物的兴奋作用可能减少睡眠，引发紧张焦虑、心悸心慌等躯体不适，进一步影响情绪。

3. 饮食限制对心理健康的影响

在减肥过程中，随着食物的减少，可能导致营养不足，影响神经递质如多巴胺、血清素、肾上腺素的分泌，这些物质与人的情绪密切相关，分泌不足可能导致沮丧、悲观等不良情绪。

4. 过度运动的心理影响

减肥过程中的过度运动可能使机体过度消耗，影响免疫系统和内分泌系统，造成机体内环境紊乱，导致躯体不适，进一步引发情绪不佳。

5. 心理压力与减肥抑郁

在减肥过程中，个体可能对自己的体重和形态有过分的要求，如果没有达到预期目标，可能会产生自责、自卑、紧张焦虑等不良情绪，最终导致抑郁。

6. 应对减肥后抑郁症的策略

增加户外运动、积极寻求心理咨询和药物治疗是应对减肥后抑郁症的有效策略。户外运动可以促进多巴胺、肾上腺等物质分泌，改善情绪。心理咨询可以帮助寻找抑郁的根源，疏导情绪。在严重的情况下，可以向专业医师寻求帮助，适当的使用药物治疗也是必要的。

7. 避免减肥后抑郁的建议

避免使用减肥药物、科学饮食、合理运动及保持积极的心态是避免减肥后抑郁的关键。减肥药物可能引起食欲减退，其副作用较大，应避免使用。在减肥过程中，应遵循均衡营养，减少总热量摄入的同时，进食高蛋白及高纤维的食物，避免高糖及高脂肪类食物。同时，保持合理的运动和睡眠，遇到体重瓶颈时合理改善运动方案。

短期极端减肥对心理健康有着严重的影响，可能导致抑郁症等心理问题。健康的减肥过程需要耐心和恒心。我们应采用科学的减肥方法，同时要注意保护自己的心理健康。减肥不仅仅是体重的减少，更是整体健康的提升。

（四）如何建立健康的减肥心态

在减肥的旅途中，心理因素扮演着至关重要的角色。一个健康的减肥心态不仅能够帮助我们更好地面对减肥过程中的挑战，还能够提高减肥的成功率并维持长期的效果。以下是建立健康减肥心态的几个关键步骤：

1. 理解减肥的本质

减肥不是一蹴而就的事情，而是一个需要耐心和毅力的长期过程。减肥的本质是改变不良的生活习惯，建立健康的生活方式。因此，我们不应该期望在短时间内看到显著的成果，而应该通过减肥提升整体健康素养，在减肥过程中重塑的健康生活方式是一辈子的财富。

2. 设定合理的目标

在减肥过程中，设定合理的目标非常重要。目标应该具体、可衡量、可达成，并且与自己的身体状况和减肥计划相符合。过高的目标可能会让我们感到沮丧和失望，而过低的目标则可能让我们缺乏动力。

3. 积极面对挑战

减肥过程中难免会遇到各种挑战，如食物的诱惑、运动的疲劳、体重的波动等。面对这些挑战时，我们需要保持积极的心态，相信自己的能力和潜力。可以尝试采用一些方法来应对挑战，如寻找替代品来替代高热量食物、适当调整运动强度和时长、定期称重以监测体重变化等。

4. 寻求支持

在减肥过程中，寻求支持是非常重要的。我们可以与家人、朋友或减肥小组分享自己的经验和感受，获得他们的鼓励和支持。同时，也可以寻求专业人士的帮助，如营养师、健身教练等，他们可以提供更具体和专业的建议和指导。

5. 关注过程而非结果

在减肥过程中，我们往往会过分关注结果，而忽略了过程的重要性。事实上，减肥的过程本身就是一种成长和进步。我们可以关注自己在饮食、运动、心态等方面的变化，感受自己逐渐变得更加健康和自信。

6. 保持积极的心态

保持积极的心态是减肥成功的关键。我们可以尝试采用一些方法来调整自己的心态，如保持乐观的态度、关注自己的进步和成就、寻找生活中的乐趣和美好等。同时，也要学会释放负面情绪和压力，避免过度焦虑和沮丧对减肥造成负面影响。

7. 运用心理技巧

（1）多暗示，反向刺激提醒：比如在床头桌旁，贴上自己因体态臃肿而遭人嘲笑的漫画，或者将自己大腹便便的照片置于餐桌上，一边看照片，一边吃饭，让自己面临美味佳肴，正欲狼吞虎咽之时，可以受到体态的刺激，从而控制食欲。

（2）多励志，减重贵在坚持：多用好的心态调整自己，设定目标，坚持完成。

（3）多激励，善于自我奖励：肥胖者可利用奖励的办法来坚定自己减肥的决心。每坚持减肥一天，就将一个硬币扔进储钱罐，奖励自己买喜欢的东西。

（4）多监督，利用互助减重：在亲朋好友当中，“聘请”身边几个对自己有影响的“监督员”，要求他们帮助你进行饮食控制并督促你进行运动。

通过上述方法，我们可以逐步建立起一个健康的减肥心态，这不仅能够帮助我们更好地面对减肥过程中的挑战，还能够提高减肥的成功率并维持长期的效果。记住，减肥是一场马拉松，而不是短跑，耐心和毅力是我们最好的伙伴。

五、肥肉集团破产重组计划书

（一）设定合理的减肥目标

在探讨科学减肥方法之前，我们必须认识到减肥不仅仅是一个数字游戏，而是一个涉及生理、心理以及生活方式的复杂过程。设定合理的减肥目标是成功减肥的第一步，也是至关重要的一步。以下是设定减肥目标时应考虑的几个关键点：

1. SMART 原则

科学减肥目标的设定应遵循 SMART 原则，即具体性（specific）、可衡量性（measurable）、可实现性（achievable）、相关性（relevant）和有时限性（timebound）。这意味着目标应该是明确的，比如“在接下来的 6 个月内减掉 20 斤体重，并达到健康的 BMI 范围。”这样的目标不仅清晰，而且提供了明确的努力方向。

2. 可衡量的具体目标

为了更好地监控减肥进程，目标必须是具体可衡量的。这可以是每周减重的具体数字，或是每天的运动时长和饮食摄入量。例如，设定每周减重 1 公斤，每天进行 30 分钟有氧运动，并控制饮食摄入量在 1500 卡路里以内。

3. 考虑个人情况

减肥目标应与个人的健康状况相一致。咨询医生、营养师或健康专家，了解适宜的体重范围和健康风险，制订一个既有益于健康又可行的减肥目标。

4. 制订合理的时间框架

减肥需要时间，不应急于求成。一般建议每周减重 0.5～1 公斤，设定 3～6 个月的时间框架较为合适。

5. 制订计划和策略

一旦目标和时间框架确定，制订一份详细的减肥计划。这包括饮食、锻炼、休息和心理支持等方面的策略。确保计划是可持续的，以便在长期内保持健康体重。

6. 培养健康的习惯

减肥不仅仅是为了达到目标，更是为了长期的健康。培养健康的饮食和运动习惯，在减肥后继续保持健康的生活方式，更加有益于长期保持健康体重。

7. 避免常见误区

在设定减肥目标时，应避免一些常见误区，如对体重变化有不现实的期待、只求部分饮食完美、不吃晚饭、过度依赖热量计算等。

8. 寻求专业帮助

如果你不确定如何设定合理的减肥目标，请寻求专业帮助，例如咨询营养师或医生。他们能够根据身体状况和健康需求提供个性化的建议和指导。

9. 保持积极的心态

保持积极的心态可以帮助你克服困难和挫折，并保持动力。请记住，减肥是一个长期的过程，需要坚持和耐心。

10. 社会支持

在减肥过程中，家人和朋友的支持是非常重要的。与他们分享你的目标和计划，并寻求他们的支持和鼓励，可以帮助你保持动力和积极性。

通过上述步骤，我们可以设定一个合理的减肥目标，并为实现这一目标制订出切实可行的计划。记住，减肥是一趟旅程，而不仅仅是一个目的地。通过科学的方法和正确的心态，我们可以逐步揭开肥胖的“神秘面纱”，走向更加健康和充满活力的生活。

（二）建立个性化的运动与饮食计划

1. 个性化运动计划的重要性

在中医理论中，个性化运动计划是科学减肥和健康管理的关键。中医强调根据个人体质选择合适的运动方式，以达到调和气血、平衡阴阳的效果。这是因为每个人的体质都是独特的，不同的体质对运动的反应和适应性也不同。例如，气虚体质的人如果进行过度的剧烈运动，会导致气虚症状加重，如乏力、出汗过多等。阳虚体质的人在寒冷环境中运动，可能会导致阳气受损，出现畏寒、手脚冰凉等症状。此外，阴虚体质的人如果进行高强度的运动，可能会导致阴虚火旺，出现口干舌燥、心烦失眠等问题。

中医提倡运动要适度，强调“和”的思想，即不偏不倚、不过不及。运动的目的是为了促进气血流通、增强体质，而不是过度消耗体力。例如，中医建议运动时以微微出汗为宜，避免大汗淋漓，以免损伤心气。此外，运动还应顺应四时变化，如在春、夏季节可以适当增加运动量，而在秋、冬季节则应减少剧烈运动。

通过个性化的运动计划，不仅可以有效减肥，还能增强体质、预防疾病，达到身心健康的综合效果。

2. 个性化运动计划的制订

（1）体质评估：应对个人的体质进行评估以确定适合的运动类型。

（2）运动选择：根据体质选择合适的运动，如气虚质适合太极、八段锦；湿热质适合游泳、中长跑等。

（3）运动强度与频率：制订详细的训练计划，包括运动的时间、频率、强度和持续时间，一般建议成年人每周进行至少150分钟的中等强度有氧运动。

（4）恢复与调整：适当的休息和恢复对肌肉生长和避免受伤至关重要，每周应安排1～2天的完全休息日。

3. 个性化饮食计划的重要性

个性化饮食计划是科学减肥和健康管理的关键因素之一。在中医理论中，饮食不仅是为了满足人体的基本营养需求，更是调节身体阴阳平衡、促进气血流通的重要手段。因此，根据个人体质和季节变化制订个性化的饮食计划，能够增强减肥效果，同时促进整体健康。

中医强调“药食同源”，认为食物具有不同的性味和归经，能够对身体产生不同的影响。例如，气虚体质的人需要补气健脾，选择黄芪、党参等食材，可以搭配山药、红枣等食物。阳虚体质的人则需要温阳补气，适宜食用羊肉、桂圆等温热性食物。阴虚体质的人则需滋阴降火，应多食用百合、银耳等滋阴润燥的食物。

随着季节的更替，人体的生理需求也会发生变化。春季宜食用绿色蔬菜以疏肝理气；夏季应选择清凉解暑的食物，如西瓜、绿豆等；秋季则需润燥养肺，适宜食用梨、银耳等；冬季则应温补肾阳，食用羊肉、板栗等温热性食物。这种顺应季节变化的饮食调整，有助于身体更好地适应自然环境，维持健康状态。

通过个性化的饮食计划，不仅可以有效控制体重，还能预防和改善多种慢性疾病。例如，对于痰湿体质的人，通过健脾祛湿的饮食调理，可以减少肥胖的发生。此外，个性化的饮食计划更符合个人的口味和生活习惯，能有效提高个体对减肥计划的依从性。

4. 个性化饮食计划的制订

（1）体质评估：对个体的身体状况、营养需求、生活习惯等进行全面评估。

（2）饮食选择：根据中医体质学说，选择适合的食物，如痰湿质人群应减少油腻、甜食的摄入，增加蔬菜、水果等清淡食物的摄入。

（3）饮食结构：合理搭配各种营养素，包括蛋白质、碳水化合物、脂肪的摄入比例，以及水分和维生素的补充。

（4）饮食调整：定期监测自己的饮食效果和身体变化，根据实际情况及时调整饮食计划。

5. 个性化运动与饮食计划的结合

个性化的运动与饮食计划应当相互配合，以达到最佳的减肥效果。例如，对于需要减脂的人群，可以结合有氧运动和力量训练，同时控制饮食中的热量摄入。

6. 中医食疗在个性化饮食计划中的应用

中医食疗强调“药食同源”，通过选择具有特定功效的食材来辅助减肥，如山楂、荷叶、薏苡仁等，来辅助体重管理。

通过个性化的运动与饮食计划，我们不仅能够实现减肥的目标，还能够建立起长期的健康生活方式。中医的体质学说为我们提供了一个全面的框架，让我们能够根据个人的体质特点，选择最适合的运动和饮食方式，实现健康减肥的目标。

（三）调整生活方式，注重长期管理

1. 调整生活方式

生活方式的调整是减肥成功的关键因素之一。在中医理论中，肥胖往往与肝、脾、肾等脏腑功能失调有关，而这些都与我们的日常生活习惯紧密相连。因此，调整生活方式不仅是为了减肥，更是为了恢复和维持脏腑功能的平衡。

2. 合理膳食

中医强调“五谷为养，五果为助，五畜为益，五菜为充”，主张饮食均衡，不过量摄入高热量、高脂肪食物。应根据个人体质和季节变化选择适宜的食物，如痰湿体质者宜清淡饮食，而气血不足者可适当增加温补食物。

3. 适量运动

适量的运动是中医减肥的重要组成部分。中医提倡的运动方式包括太极拳、八段锦、散步等，这些运动不仅能促进气血流通，还能调和阴阳，增强体质。建议成年人每周至少进行 150 分钟的中等强度有氧运动。

4. 睡眠管理

充足的睡眠对减肥至关重要。中医认为，良好的睡眠有助于肝脏解毒和体内代谢的正常进行。建议每晚保证 7～8 小时的高质量睡眠，并尽量保持规律的作息，每晚 22:30 前入睡。

5. 情绪调节

情绪波动与肥胖有着密切的联系。中医强调“恬淡虚无，真气从之”，即

保持心态平和，避免过度的情绪波动。可以通过冥想、瑜伽、呼吸练习等方法来缓解压力，保持情绪稳定。

6. 避免不良习惯

戒烟限酒、减少熬夜、避免长时间静坐等对减肥和身体健康都有积极的影响。这些不良生活习惯不仅会导致体重增加，还可能引发其他健康问题。

7. 长期管理

减肥并不是一朝一夕的事情，而是一个长期的过程。中医提倡的长期管理包括定期监测体重、体质和健康状况，以及根据季节变化调整饮食和运动计划。通过长期的生活习惯改善，可以实现持久的减肥效果。

8. 个性化方案

每个人的体质和生活环境都不同，因此减肥方案也应个性化。中医通过辨证施治，根据个人的体质、健康状况和生活习惯，制订个性化的减肥方案。

9. 结合中医疗法

中医的针灸、拔罐、推拿、耳穴、穴位敷贴、穴位埋线等疗法可以辅助减肥，通过刺激特定穴位来调节内分泌、促进新陈代谢。上述中医疗法应在专业中医师的指导下进行，非专业人士切忌随意操作，以免对身体健康造成不良影响。

10. 教育和支持

减肥过程中的教育和支持非常重要。通过教育，人们可以了解健康的饮食和运动习惯，而来自家人和朋友的支持可以提供额外的动力。

减肥是一场长期持续的战役，只有具备足够的耐心与毅力才能够取得最终的胜利。通过调整生活方式，结合中医调养适宜技术，注重长期管理，我们可以有效地管理体重，并改善整体健康状况、提升生活质量，走向更加健康和充满活力的生活。

（四）最新科研成果：健康减重的科学路径

在探讨健康减重的科学路径时，我们必须立足于最新的科研成果，以确保我们的方法既科学又有效。以下是根据最新的研究进展，我们总结的健康减重的科学路径：

1. 能量平衡与体重控制

体重管理的核心在于能量平衡，即摄入与消耗的热量必须达到平衡。当摄入的能量超过消耗的能量时，多余的能量会转化为脂肪储存起来，导致体重增加。肥胖的根本原因在于能量摄入过多，摄入的能量长期超过机体消耗的能量，无法保持相对平衡。膳食干预是体重管理中生活方式干预的核心组成部分，其主要手段是限制能量摄入。通过调整膳食结构和摄入量，减少高能量食物的摄入，增加低能量密度食物的摄入，从而降低总能量摄入。通过合理的膳食干预，使能量摄入与消耗达到平衡状态，从而有效控制体重。近期，华中科技大学公共卫生学院刘刚教授团队的研究成果表明，在同样热量摄入限制 25% 的基础上，采用健康型低碳水化合物膳食和限时饮食干预仍有额外的减重效果，并显著影响了肠道微生物的组成。

2. 脂肪细胞与肥胖

成年人的脂肪细胞数量基本稳定，但单个脂肪细胞体积可以增大，因此肥胖的程度可能没有上限。这就要求我们在减重时，不仅要关注体重的变化，还要重视脂肪的分布与体脂率，如可以运用人体成分分析仪检测具体数据。

3. 食欲调节与肥胖

食欲失控是引发肥胖的关键诱因之一。虽然短期内节食或健身锻炼可能会暂时抑制食欲，但从长远来看，单纯依赖这些方法难以有效控制食欲，反而可能因身体的代谢适应和心理压力导致食欲反弹，进而加重肥胖问题。相反，通过全面调整生活方式，如合理膳食、规律运动、充足睡眠等，不仅能有效调节食欲，还能促进身体各项机能的协调运作，从而实现健康减重。

4. 减肥药物的作用机制

“减肥神药”主要通过抑制食欲、调节胃排空来减重。这些药物并非人人适用，停药后体重可能会反弹，因此需要辅以饮食和锻炼的调整。中医药物疗法在健康减重方面具有独特优势，其核心在于根据个体体质辨证施治，通过内服中药来调节体质，从而达到减脂目的。中医认为肥胖多由痰湿内阻、脾胃虚弱、气滞血瘀等导致，因此常采用健脾化痰、利湿降脂、活血化瘀等治法。例如，健脾化痰类中药如白术、茯苓等，能增强脾的运化功能，促进水湿代谢，减少痰湿在体内的堆积，从而减轻体重；利湿降脂类中药如泽泻、荷叶等，通过利水渗湿、清热泻火的作用，加速体内多余水分和脂肪的排出。此外，中医药物疗法还可通过调节肠道菌群来辅助减重，如决明子、山楂等中药能促进肠道内益生菌的生长，抑制有害菌，改善肠道微生态平衡，进而影响脂肪的吸收和代谢。与西药减肥相比，中医药物疗法更注重整体调理，副作用较小，且不易引起体重反弹，但同样需要在专业医生指导下进行，辅以合理的饮食和适量的运动，以实现健康减重的目标。

5. 减重手术的效果与风险

对于严重肥胖患者，减重手术是一种有效的治疗手段，其效果比较明显且持续性较好。

（1）常见的减重手术包括以下几种：

1）腹腔镜袖状胃切除术：通过切除大部分胃，仅留下一个狭长的袖状胃，从而减小胃容积，限制食物摄入量。术后患者饥饿感减少，饱腹感增强，体重明显下降。

2）腹腔镜 Roux-en-Y 胃旁路术：在胃的上部建立一个小胃囊，并将远端小肠与小胃囊吻合，使食物绕过大部分胃和小肠，减缓胃排空速度，缩短小肠，既限制食物摄入，又减少营养物质吸收。这种手术对伴有肥胖的 2 型糖尿病患者治疗效果最佳。

3）胃束带手术：在胃上部放置可调节的束带，形成一个小胃囊，从而限制食物摄入。手术可逆，恢复较快。

4）胃内水球手术：将一个硅胶球囊放入胃内并充气，占据部分胃空间，减少食物摄入。手术相对安全，但需长期管理生活方式以维持效果。

（2）尽管减重手术效果显著，但并不适合所有肥胖者，每项手术都有相应的禁忌证，也存在一定的风险和并发症。术后可能出现的具体危害包括：

1）消化道并发症：如消化道瘘、出血、肠梗阻、胃食管反流等。例如，袖状胃切除术后可能出现胃瘘，胃旁路术后可能出现吻合口瘘、肠梗阻等。

2）营养不良：由于食物吸收减少，患者容易出现蛋白质、维生素和矿物质缺乏，导致贫血、骨质疏松、脱发等问题。如胃旁路术后患者常出现维生素 B_{12} 缺乏，袖状胃切除术后可能出现维生素 B_1 缺乏。

3）代谢性并发症：如胆结石、低血糖、倾倒综合征等。术后快速减重可能导致胆结石发生率增加，倾倒综合征表现为进食后出现心悸、出汗、腹泻等症状。

4）其他风险：包括感染、疝气、静脉血栓形成等。术后感染可能发生在切口或腹腔内，静脉血栓形成可能导致肺栓塞。

因此，减重手术并非人人适用，患者在选择手术前需要充分了解手术的原理、适应证、风险和并发症等方面的信息，并在专业医生的指导下进行决策。术后还需对患者进行长期的跟踪随访和管理，以确保手术效果的持续和稳定。

6. 生活方式的调整

坚持健康的生活方式是健康减重的基础，包括控制总热量摄入、坚持平衡膳食、适量运动及作息规律等。

7. 饮食模式的选择

不同的饮食模式如地中海饮食、北欧饮食、中国江南饮食等，都强调了食材的多样性和营养的平衡，对控制体重、降低慢性病风险有积极作用。中医建议根据个人的体质和季节变化，选择适合的食物。例如，对于痰湿型肥胖者，应减少油腻、甜食的摄入，增加蔬菜、水果等清淡食物的摄入；也可以利用中医的“药食同源”理论，选择一些具有健脾、利湿、消食等作用的食材，如山楂、荷叶、薏苡仁等，来辅助体重管理。

8. 运动干预的重要性

运动是减重的核心。有氧运动、抗阻运动和高强度间歇运动均能有效减重。运动不仅能增加能量消耗，还能改善身体机能和心理健康。中医运动疗法，如太极拳、八段锦等，能调节内分泌、促进代谢。这些传统运动不仅能够帮助减重，还能增强体质、调整心态。

9. 睡眠与减重

良好的睡眠对减重有着至关重要的作用，其影响机制主要包括以下几个方面：

（1）调节食欲激素：睡眠不足会导致体内饥饿激素（生长激素释放肽）水平上升，饱腹激素（瘦素）水平下降，从而增加饥饿感和食欲。例如，当人们每晚睡眠时间少于7小时，生长素释放肽水平会升高，瘦素水平会降低，使人更容易感到饥饿，进而增加食物的摄入量。

（2）影响饮食选择：睡眠不足会降低大脑的自控能力，使人更容易对高热量、高脂肪和高糖的食物产生渴望。研究发现，睡眠剥夺会使大脑对食物刺激的奖励中心更加敏感，导致人们更倾向于选择不健康的食物。

（3）降低能量消耗：睡眠不足会降低静息代谢率（resting metabolic rate，RMR），即身体在休息时燃烧的热量减少。例如，一项研究中，男性在保持清醒 24 小时后，他们的 RMR 比正常夜间休息后低 5%，并且进食后的代谢率也降低了 20%。

（4）影响运动表现：睡眠不足会导致白天疲劳，降低运动耐力和强度，使人们更不愿意进行运动。而充足的睡眠可以提高运动机能，增强减重效果。

（5）促进胰岛素抵抗：短短几天的睡眠不足就会导致胰岛素抵抗，这是体重增加和 2 型糖尿病的前兆。胰岛素抵抗会使身体储存更多的热量作为脂肪，增加肥胖风险。

因此，保证充足的睡眠时间和良好的睡眠质量是减重过程中不可忽视的重要环节。

10. 心理健康与减重

健康积极的心态对减重同样至关重要，其影响机制和作用主要体现在以下方面：

（1）影响饮食行为：心理健康问题，如焦虑、抑郁等，会导致情绪性进食，即在情绪低落或压力大时，通过进食高脂肪和高糖的食物来寻求心理安慰。这种不健康的饮食行为会增加热量摄入，阻碍减重进程。

（2）影响运动坚持：心理压力和不良情绪会降低人们对运动的兴趣和坚持度。例如，当人们感到焦虑或抑郁时，可能会缺乏动力去进行规律的运动，或者在运动时难以保持积极的心态和良好的状态。

（3）影响减重效果：心理因素在减重过程中起着关键作用。积极的心态有助于设定合理的减重目标，增强自信心和自我效能感，使人们在面对减重过程中的困难和挑战时能够保持坚持和乐观。而消极的心态可能导致对减重目标的怀疑和放弃。

（4）中医情志调摄的作用：中医注重情志调摄，通过冥想、太极等方式来缓解压力，改善情绪。冥想可以提高自律能力，帮助人们更好地控制饮食和坚持运动；太极不仅能锻炼身体，还能调节情绪，促进身心平衡。这些情志调摄方法对减重具有积极的辅助作用，能够帮助人们在减重过程中保持良好的心态，提高减重效果。

六、减肥守则：论持久战的重要性

（一）“快速瘦身”与长期维持的悖论

在探讨减肥与长期体重管理的关系时，我们必须认识到“快速瘦身”与长期维持体重之间的悖论。减肥不是一个短期的目标，而是一个需要长期坚持和努力的过程。

1. 快速瘦身的诱惑与陷阱

在当今社会，快速减肥的方法层出不穷，从极端节食到各种减肥药物，大多承诺能够在短时间内显著减轻体重。然而，这些方法往往忽视了体重管理的长期性和整体健康素养的重要性。快速减肥可能会导致脱发、乏力、怕冷、面色暗沉、月经不调等亚健康问题。

2. 体重反弹的生理机制

身体有一个自然的“体重调定点”，当体重偏离这个设定点时，身体会通过调节基础代谢率和食欲来抵抗体重的变化，使得体重倾向于回到原来的水平。这就是快速减肥后体重往往会大幅反弹的原因。

3. 长期体重管理的重要性

长期体重管理的目的在于降低相关并发症风险或控制已有并发症的进展，提高整体生活质量和健康状况。因此，肥胖症治疗的长期目标应当是实现个体化最佳体重并长期维持。

4. 科学合理的减肥速度

营养学界的主流观点认为科学合理的减肥速度是 1 周减 0.5～1kg 脂肪，超过这个速度就是快速减肥。快速减肥往往意味着更大的能量亏空，身体可能会通过增加食欲和降低代谢率来补偿，导致减肥效果难以长期维持。

5. 生活方式干预的关键作用

长期体重管理通常包括强化治疗阶段和治疗维持阶段。强化治疗期是从起始治疗到最接近个体化最佳体重的阶段，而治疗维持期是接近个体化最佳体重后的长期维持阶段。生活方式干预需贯穿长期体重管理的始终，单一方式干预往往效果欠佳或者出现反弹。

6. 个体化治疗方案的必要性

针对肥胖的生活方式干预具有高度个体化的特点，患者的依从性对于干预效果的影响颇大。因此，建议多学科临床医生与患者共同讨论，在现有生活方式偏好和习惯的基础上进行调整，制订患者易于接受和坚持的个体化干预方案。

7. 药物治疗的辅助作用

对于大多数超重或肥胖患者，减重药物可以作为辅助手段提高减重效率，但生活方式干预仍然是长期体重管理的基石。

8. 体重管理的长期视角

体重管理干预越早，获益越大。体重管理的关口应当前移，即在体重出现上升时即开启体重管理计划，而非等到超重甚至并发症出现时才引起重视。所有减重手段均存在停止干预后体重反弹的问题，对此，只有通过中心化管理和个性化治疗，才能真正有效预防体重反弹，并维持健康状态。

总结来说，长期体重管理与整体健康素养的提升关系密切，而极端减肥法往往过度关注体重秤上的数字而忽视整体健康状态的提升。一个科学、合理、个性化的长期体重管理方案，结合健康的生活方式和必要的辅助治疗，才是实现持久减重效果的关键。

（二）破解体重反弹之谜

在探讨减肥与长期体重管理的关系时，我们不得不面对一个普遍现象：减肥后的体重反弹。这不仅对个体的身体健康构成挑战，也对其心理健康造成影响。因此，深入理解反弹的原因并制订有效的应对策略，对于实现长期体重管理至关重要。

1. 反弹的原因

（1）首先，从生理机制来看，脂肪细胞具有“记忆”功能。即使在体重减轻后，这些细胞的基因活动模式仍可能保持肥胖特征。这种记忆源于肥胖经历引发的表观基因组变化，影响脂肪细胞的基因表达，从而导致体重反弹。

（2）其次，代谢适应也是一个重要因素。长期节食或快速减肥可能导致基础代谢率下降，使身体消耗的热量减少，从而促使体重反弹。

（3）此外，减肥期间的激素变化不容忽视。进食减少会导致瘦素、胆囊收缩素和生长素释放肽等激素分泌变化，增加饥饿感和食欲，同时降低能量消耗。

（4）最后，生活习惯的改变也是反弹的一个重要原因。即使减肥成功，人们也很难长期坚持低热量饮食和高运动量的生活方式，这往往导致体重反弹。

2. 应对策略

（1）建立新的饮食习惯：保持规律的饮食模式，如少食多餐，睡前不进食，减少高热量食物的摄入。

（2）补充足够水分：每天摄入足够的水分，以支持新陈代谢。饮水不足会降低新陈代谢速度。

（3）适度运动：每周至少进行 150 分钟的中等强度以上运动，以提高能量消耗。

（4）避免自我苛责：保持积极的心态，不要因为短期的体重波动而自责。

（5）设定长期目标：明确自己的减肥目标，并将其视为长期的生活方式改变，而不仅仅是短期目标。

（6）饭后适当活动：饭后休息 20 分钟左右后，进行散步或练习八段锦半小时，有助于防止体重反弹。

（7）低脂饮食：控制每天摄入总能量中脂肪的比例，建议不超过 25%。

（8）严格饮食控制：无论工作日还是周末，都应严格控制饮食，避免“放纵日”。

（9）体重监测：定期监测体重，及时发现变化并采取措施。

（10）药物治疗：对于符合条件且生活方式管理无法达到减重目标的患者，可以在专科医生指导下考虑使用药物减重。

（11）多学科合作：建立肥胖诊疗联盟，提供更好的医疗资源，实现对患者的全面跟踪与管理。

3. 如何避免减肥的反复循环

为了避免减肥的反复循环，我们需要从以下几个方面入手：

（1）理解减肥反弹的原因：认识到肥胖的记忆可能通过表观基因组变化影响脂肪细胞，从而导致反弹。

（2）建立科学的饮食习惯：规律饮食，少食多餐，细嚼慢咽，荤素搭配，少细多粗，五色搭配，减少零食和甜点的摄入，控制主食量。

（3）寻求专业指导：咨询专业的营养师或医生，制订个性化的减肥计划。

专业人员会根据你的身体状况、生活方式和减肥目标，提供科学合理的建议和方案。

（4）进行自我监测：记录每日的饮食和运动情况，定期监测体重和身体成分。这有助于及时发现问题并调整减肥策略，同时也能增强自我控制和责任感。

（5）调整心理状态：避免因短期的体重波动而产生焦虑或沮丧，学会应对压力和情绪波动，避免情绪性进食。

（6）建立支持系统：与家人、朋友或减肥小组分享减肥经历，互相鼓励和支持。他们的理解和支持能让你在减肥过程中更有动力和信心。

（7）注重长期坚持：将减肥视为一种生活方式的改变，而不是短期的任务。只有长期坚持健康的生活方式，才能避免减肥的反复循环，实现持久的健康减肥。

通过上述措施，我们可以更有效地管理体重，减少反弹，实现长期的健康目标。重要的是，减肥不应被视为一个短期目标，而是一个长期的生活方式改变，通过科学的饮食、适量的运动和积极的心态，我们可以有效地管理体重，避免减肥后的反弹。

第三章

懒人减肥武器库：肥胖干预的多元策略

肥胖不仅影响着个人的外貌，更严重威胁着人们的健康和生活质量。肥胖是多种慢性疾病的诱发因素，包括心血管疾病、糖尿病、某些癌症以及骨骼肌肉疾病等。因此，肥胖的干预不仅是为了改善外观，更是为了维护健康、预防疾病并提高生活质量。本章将从饮食管理、运动管理以及情绪管理三个维度出发，深入探讨它们与体重管理之间的紧密联系，并提供具体的策略和建议。而肥胖干预的核心即在于个体自律，持之以恒并通过综合运用饮食、运动和情绪管理的多元策略，有效干预肥胖，促进健康生活方式的养成。

第一节　吃货的救赎：吃饱还能瘦的饮食秘籍

在探讨肥胖干预的多元策略时，饮食管理无疑是我们首先要关注的领域。饮食是我们日常生活中不可或缺的一部分，它不仅关系到我们的体重，还直接影响到健康。如何通过合理的饮食来控制体重是肥胖干预的关键环节。本节将深入探讨如何通过科学的饮食管理来实现有效的体重控制，包括制订合理的膳食计划、宏量营养素的分配等。这些策略将为我们提供一套全面的指导，帮助我们在享受美食的同时保持健康的体重。让我们开始这一节的探索，了解如何选对饮食这一武器，吃饱喝足的同时还能打赢肥胖干预的第一场战役。

一、外卖时代的生存法则：点单避雷指南

（一）能量平衡：揭秘体重增减的科学

日常生活方式直接影响体重。我们可以通过改变饮食结构和增加运动量来达到理想体重。饮食是体重管理中最重要的因素之一，它直接决定了我们摄入的能量和营养素。体重的变化本质上是能量平衡的结果，即摄入的能量与消耗的能量之间的能量差。如果摄入的能量多于身体消耗的能量，体重就会增加；反之，如果摄入的能量少于消耗的能量，体重就会减少。

（二）营养的力量：健康饮食如何塑造健康生活

健康饮食的重要性在于它不仅能够帮助我们维持健康的体重，还能够提供身体所需的各种营养支持，保持身体的正常功能和健康状态。一个健康的饮食计划应该包括多种膳食种类，以确保摄入足够的蛋白质、碳水化合物、脂肪、维生素和矿物质等营养素。

健康饮食还有助于预防多种慢性疾病，如心血管疾病、糖尿病、某些类型的癌症和骨质疏松症。例如，富含全谷物、新鲜水果和蔬菜的饮食可以提供纤维、抗氧化剂和微量营养素，这些都有助于降低患心脏病和某些癌症的风险。除了预防疾病，健康饮食还对心理健康有积极影响。例如，Omega-3 脂肪酸对于大脑健康至关重要，而缺乏这些营养素可能会导致抑郁症状。此外，均衡的饮食可以帮助改善睡眠质量，进而影响情绪和认知功能。

（三）饮食智慧：如何通过健康习惯塑造理想体重

在体重管理中，健康饮食还涉及饮食习惯的改善，如定时进食、细嚼慢咽、控制餐量，采用健康的烹调方式（清蒸、清炖、清煮），注意进食顺序（清汤—蔬菜—肉类—主食），减少高糖、高脂肪这类“空热量”食物的摄入。这些习惯有助于控制总能量摄入，确保身体获得所需的营养素。外卖时代，我们在点餐时应尽量避免“增肥食物”，如加工食品和含糖饮料通常营养价值低、热量高，容易导致体重增加，应尽量避免。通过选择营养丰富的食物，改善饮食习惯，并结合适量的身体活动，我们可以更有效地管理体重，同时享受健康、活力充沛的生活。

二、食物多样性：卡路里与营养素的双重关注

（一）饮食模式选择

饮食模式是饮食管理的核心部分，不同的饮食模式适用于不同的人群和健康目标。以下是几种流行的饮食模式：

1. 生酮饮食

生酮饮食是一种高脂肪、低碳水化合物、适量蛋白质的饮食方式。主要是通过限制碳水化合物的摄入，使身体进入一种名为“酮症”的代谢状态。在这

种状态下，肝脏将脂肪转化为酮体，为身体和大脑提供能量。生酮饮食的原理为当碳水化合物摄入受限，身体的糖原储备耗尽后，身体会通过糖异生和酮症来提供能量。糖异生可以在低碳水化合物饮食的前三天内维持，之后身体需要额外的能量来源来满足代谢需求，此时酮症变得不可或缺。生酮饮食在短期内对体重管理和某些代谢疾病有积极影响，但其长期效果和安全性仍需进一步研究。在考虑采用生酮饮食时，应咨询医疗专业人员，以确保饮食计划的安全性和适宜性。

2. 低碳高蛋白饮食

低碳高蛋白饮食模式强调蛋白质的摄入，有助于增加肌肉质量，提高饱腹感，减少脂肪储存。适合健身、运动人群，碳水化合物摄入占 5%～10%，脂肪 15%～30%，蛋白质 60%～75%。但需注意蛋白质的摄入量，长期高蛋白饮食可能会给肝脏、肾脏功能造成负担。

3. 地中海饮食

地中海饮食模式强调食用天然、未加工、富含抗氧化剂和不饱和脂肪酸的食材。以植物性食物为主，包括蔬菜、水果、全谷物、豆类和橄榄油；适量食用鱼类、禽类和红酒；减少红肉和加工食品的摄入。地中海饮食以其健康益处而被医学界高度推崇，其优势在于可降低心脏病患病风险、改善大脑健康。

（二）计算一天的热量摄入量

计算一天的热量摄入量需要综合考虑基础代谢率（BMR）和日常活动消耗的热量。以下是计算步骤和公式。其中，每日总能量消耗（total daily energy expenditure，TDEE）是指一天内包括所有活动在内的总热量消耗，BMR 具体计算方法见第二章第三节。

每日摄入量（维持体重）= TDEE

每日摄入量（减重）= TDEE – 500

每日摄入量（增肌）= TDEE + (300～500)

TDEE = BMR × 活动因子（久坐为 1.2，轻度活动为 1.375，中度活动为 1.55，高度活动为 1.725，非常高度活动为 1.9）

（三）三大营养素摄入量

1. 碳水化合物

应占总能量的45%～65%，建议选择全谷类、薯类、豆类等粗粮，避免精制糖和含糖饮料。

2. 蛋白质

应占总能量的10%～35%，建议选择瘦肉、鱼、禽肉、蛋类、奶类、豆制品等优质蛋白质。

3. 脂肪

应占总能量的20%～30%，建议选择富含不饱和脂肪酸的食物，如植物油、鱼油、坚果等，减少富含饱和脂肪酸和反式脂肪酸的食物。

合理摄取三大营养素，需要遵循平衡膳食原则，保持能量摄入量与消耗量的平衡，避免超重/肥胖。同时，注意膳食纤维、维生素、矿物质等其他营养素的摄入，保证膳食均衡。

（四）卡路里解码：个性化饮食计划与营养均衡

1. 卡路里和焦耳的换算

卡路里和焦耳是两种常用的能量单位。

卡路里到焦耳：1千卡（kcal）等于4184焦耳（J）。例如，120千卡的食物能量等于120×4184焦耳，即502080焦耳。

焦耳到卡路里：相反地，如果你有一个以焦耳为单位的能量值，可以通过除以4184来转换成千卡。例如，5000焦耳的能量等于5000/4184千卡，约等于1.195千卡。

2. 三大营养素的能量值

碳水化合物：每克碳水化合物提供4千卡的能量。蛋白质：每克蛋白质同样提供4千卡的能量。脂肪：每克脂肪提供的能量最高，为9千卡。这些能量值是构建个性化饮食计划和营养均衡的基础。了解这些基本的能量单位和换算关系，可以帮助我们更好地规划日常饮食，确保摄入适量的卡路里，以达到健康和体重管理的目标。

3. 个性化饮食计划与营养均衡

个性化饮食计划的核心在于根据个人的需求、能量平衡原则、饮食习惯和生活方式等因素来制订。每个人的能量需求都是独特的，这取决于年龄、性别、体重、身高以及活动水平。通过计算个人的总日常能量消耗，我们可以确定每天需要摄入多少卡路里来维持、增加或减少体重。

营养均衡则要求我们不仅关注总能量的摄入，还要关注宏量营养素的分配。通常建议的比例为碳水化合物占总能量的 45%～65%，蛋白质占 10%～35%，脂肪占 20%～30%。这些比例可以根据个人的健康目标和身体状况进行调整。如果一个减重者每天摄入 2000 千卡，他应该摄入 225g（900 千卡）来自碳水化合物的热量，以及 85g（765 千卡）来自脂肪的热量。

在营养素的分配中，涉及到一个非常重要的内容，即看懂食物的营养成分表。营养成分表通常包含以下三个部分：

（1）项目：列出了食品中包含的主要营养成分，如能量、蛋白质、脂肪、碳水化合物等。

（2）每 100g（或每份）含量：表示每 100g 食品或每一份食品中所含各营养成分的量。

（3）营养素参考值（NRV）%：表示每 100g（或每份）食品中所含营养成分占人体一天所需该营养成分总量的百分比。

营养成分表

项目	每 100g	营养素参考值
能量	2547kJ	30%
蛋白质	27.0	45%
脂肪	50.2g	84%
碳水化合物	16.5g	6%
钠	949mg	47%

在查看营养成分表时，我们还需要注意包装袋上诸如“低脂”“无糖”等标签。这些标识必须与营养素参考值一同考虑，因为即便某个食品声称“低脂”，其总体热量可能依然很高。

食物多样性：强调食物多样性，确保摄入各种维生素和矿物质，包括丰富的水果、蔬菜、全谷物和优质蛋白质来源。每天至少摄入 5 份蔬菜和水果，以及适量的全谷物和优质蛋白质，如鸡胸肉、鱼类和豆制品。如果想要轻松摄入足够种类的食物，不加芝麻酱等酱料的麻辣烫或许是一个不错的选择。

（五）小步快跑：分餐制与定时进食的健康秘诀

1. 餐量控制

建议采用分餐制，每天少食多餐，而不是 3 顿大餐，以减少饥饿感和过量进食。可以将一日三餐的食物分成五六小餐，每餐间隔 2～3 小时，每餐食量适中，避免过饱。

2. 定时进食

建立规律的饮食时间表，避免长时间空腹，减少因饥饿而暴饮暴食的可能性。建议每天早餐在 7～8 点，午餐在 12～13 点，晚餐在 18～19 点，其他时间可以少量安排健康的小零食。

（六）营养日记：记录，反思，再出发

1. 记录饮食

推荐使用饮食日记或手机应用程序来详细记录每日饮食，包括食物的种类、份量和进食时间，分析热量摄入与营养均衡状况。

2. 反馈调整

通过饮食记录的反馈，你可以调整饮食计划以更好地适应个人健康目标。如果记录显示你每日的碳水化合物摄入量偏高，可以考虑减少米饭和面食的份量，并相应增加蔬菜和蛋白质的摄入，以达到营养均衡。

第二节　躺平燃脂法：每天 10 分钟的秘密

全面控制体重，运动管理同样不可或缺。运动不仅是燃烧多余卡路里的有效途径，更是提升整体健康水平的关键。它能够增强心肺功能、提高基础代谢率，并且对心理健康有着积极影响。在本节中，我们将探讨如何通过有氧运动、力量训练以及灵活性和平衡性训练，来促进体重管理。通过这些内容，你将了解到如何选择合适的运动方式，并制订个性化的运动计划，从而在享受运动乐趣的同时，有效管理体重。

一、刷手机时就能做的碎片化运动

（一）运动与体重：动一动，减一减的科学

运动与体重管理之间存在着不可分割的联系。体重管理是一个涉及能量摄入与消耗的复杂过程，而运动是调节能量消耗、促进健康体重的关键因素之一。通过增加身体活动，我们可以提高能量消耗，从而帮助控制体重，避免肥胖。无论是有氧运动如慢跑、游泳，还是力量训练如举重、做俯卧撑，都能在短时间内显著提高身体的代谢率。这种增加的能量消耗有助于制造能量赤字，即消耗的能量超过摄入的能量，从而促使身体使用储存的脂肪作为能量来源，达到减重的效果。力量训练可以增加肌肉量，而肌肉组织在静息状态下比脂肪组织消耗更多的能量。这意味着肌肉量越多，基础代谢率越高，即使在不运动的时候，身体也会消耗更多的能量。因此，增加肌肉量有助于长期维持健康的体重。

（二）活力全开：运动如何促进健康生活

健康运动的重要性不仅在于体重管理，还在于它对整体健康的促进作用。定期进行有氧运动可以提高心肺功能，降低心血管疾病的风险，同时有助于控制血压和胆固醇水平。力量训练则能够增强骨骼和肌肉，预防骨质疏松症和肌肉减少症，对于老年人尤其重要。运动能够释放内啡肽，这是一种天然的“快乐激素”，有助于减轻抑郁和焦虑症状，调节情绪。此外，运动还能够改善睡眠质量，这对于维持健康的体重也是至关重要的。除了生理上的好处，运动还能够提高个体的自我效能感和自尊心。通过设定和达成运动目标，个体能够感受到成就感和控制感，这对于维持积极的生活方式和健康的饮食习惯都是有益的。通过结合健康饮食和适量运动，我们可以更有效地管理体重，同时享受更健康、更有活力的生活。因此，将运动纳入日常生活，不仅有助于体重控制，还能够全面提升生活质量。

二、日常运动选择背后的热量账本

碎片化的运动是我们在快节奏工作中的减肥锦囊，日常的选择也会影响我们的能量消耗，例如，将每天都使用的电梯改为爬楼梯，便是一项非常健康的有氧运动，既锻炼了身体，又没有额外占用休息时间，何乐而不为呢！根据

《中国人群身体活动指南（2021）》，建议成年人每周进行 150～300 分钟中等强度或 75～150 分钟高强度的有氧运动，或等量的中等强度和高强度有氧运动组合。这包括快走、慢跑、蹬车、游泳等全身主要肌群参与的长时间有氧运动。超重人群每天建议运动 45～60 分钟，每周运动 5～7 天，每周运动总时长为 225～300 分钟。运动方式包括有氧运动和力量练习，以及牵拉练习。肥胖人群每天建议运动 60～90 分钟，每周运动 5～7 天，每周运动总时长为 300～450 分钟。由于体重较大，肥胖人群更适合低冲击的有氧运动，如游泳、骑自行车等非体重支撑运动。

（一）心跳加速：有氧运动指南与减重策略

1. 常见的有氧运动及热量消耗

（1）快走：作为一种低强度有氧运动，快走能够提升心率，加强心脏泵血能力，增进肺部氧气交换效率，每小时大约消耗 200～300 卡路里。

（2）慢跑：强度略高于快走，慢跑更有效地增强心肺耐力和心脏肌肉，促进血液循环，每小时大约消耗 400～600 卡路里。

（3）游泳：全身性运动，游泳不仅能提升心肺功能，还能锻炼全身肌肉，每小时大约消耗 400～700 卡路里。

（4）骑自行车：提升心肺耐力，增强腿部肌肉，对关节冲击小，适合长时间锻炼，每小时消耗 300～600 卡路里，具体取决于骑行速度和地形。

（5）跳绳：高强度有氧运动，跳绳能迅速提升心率，强化心脏和肺部功能，每小时消耗 600～1000 卡路里，是一种高效的卡路里燃烧方式。

（6）有氧舞蹈：结合音乐与舞蹈动作，有氧舞蹈在锻炼身体的同时增加乐趣，每小时消耗 300～500 卡路里。

在体重管理过程中，运动量的增加应循序渐进，我们还需学会根据自身情况判断运动量是否适宜。

2. 运动量评价方法

（1）主观感受：理想的运动后，应感到疲劳迅速消退，精神焕发，无全身不适，并应有再次运动的渴望。睡眠质量良好，醒来时精力充沛，食欲旺盛，食量适中。运动时的出汗量也应适中，过多的出汗可能意味着运动量过大。

（2）心率监测：可以通过公式（220- 年龄）来估算理论最大心率。例如，45 岁的人最大心率约为 175 次/分钟。中等强度运动对应最大心率的 50%～70%，而高强度运动则为 70%～85%。在实际运动中，使用心率监测设备可以帮助你判断是否达到了适宜的运动强度。

（3）代谢当量：这是一种衡量运动强度的方法，将静息时的能量消耗设为 1，运动时的能量消耗则是这个数值的倍数。代谢当量值小于 3 表示低强度运动，3 至 6 为中等强度，大于 6 则为高强度运动。

3. 运动频率

建议每周至少进行 150 分钟的中等强度有氧运动或 75 分钟的高强度有氧运动。例如，一个减重者可以选择每周进行 5 次，每次 30 分钟的快走或慢跑，或者每周游泳 2 次，每次 45 分钟。

（二）塑造力量：力量训练与增肌攻略

力量训练在提升身体健康和身体素质的过程中扮演着关键角色。它不仅能增加肌肉量，提高基础代谢率，帮助身体燃烧更多卡路里，还能改善身体线条和姿态，提升个人形象。一般而言，一小时的力量训练大约能够消耗 300～500 千卡的热量。对于初学者，建议从每周两次训练开始，每次针对 8～10 个不同的肌肉群进行练习，每个动作完成 3 组，每组 8～12 次。训练后，确保有充分的休息和适当的营养摄入，以帮助身体适应更高强度的训练。

（三）柔韧与平衡：伸展运动与平衡训练的健康秘诀

1. 伸展运动

通过伸展运动提高身体的灵活性和减少受伤风险。每次运动后宜进行 5～10 分钟的伸展，包括腿部、背部和肩部的伸展。

2. 平衡训练

可以通过瑜伽或太极拳来提高身体的平衡性和灵活性。平衡训练的好处多多，如提高日常生活的稳定性和预防跌倒等。

第三节　情绪瘦身术：好心情才是最佳燃脂剂

在探讨完饮食管理和运动管理后，我们将转向讨论肥胖干预中另一个至关重要的方面——情绪管理。情绪与体重之间的关系常常被忽视，但它对于维持健康体重的影响不可小觑。情绪波动可能导致不健康的饮食习惯，如情绪性进食，从而影响体重管理的效果。本节将探讨情绪如何影响我们的饮食习惯和体重，并提供有效的情绪调节策略。通过这些内容，你将体会如何用健康的方式应对情绪波动，避免情绪性进食，从而在肥胖干预的道路上迈出坚实的一步。

一、压力肥破解：把焦虑变成卡路里焚烧炉

人们经常会发现一个奇怪的现象：明明上班已经很累了，为什么还是变胖了呢？这就涉及压力与情绪对身体的影响。情绪与体重管理之间的联系是复杂而深刻的，通过维护健康的情绪状态，不仅可以改善心理健康，还可以促进更有效的体重管理，从而提高生活质量。因此，将情绪管理纳入体重管理计划中，对于实现长期的体重控制和健康生活至关重要。

（一）情绪味蕾：心情如何左右你的体重

情绪与体重管理之间存在着紧密的联系，情绪性进食是指个体在处于负面情绪时倾向于通过食物来寻求安慰，这种行为与体重增加有关。情绪饮食者往往会选择高热量、低营养密度的食物，这种饮食习惯不仅容易导致体重增加，还可能加剧情绪问题，形成恶性循环。情绪状态对食欲和食物摄入的影响也是一个重要因素。一些研究表明，积极情绪可能会增加健康食品的消费量，而消极情绪则可能导致过度进食，尤其是对于限制性饮食者和有进食障碍的个体。这种情绪驱动的进食行为可能会导致体重的长期变化，也是“压力肥”出现的原因之一。

（二）心情健身：情绪管理与体重控制的艺术

情绪的重要性在于，它不仅影响个体的心理健康，还直接影响到体重管理和整体健康状态。例如，情绪稳定的人更可能坚持健康的饮食计划，而不是在压力或情绪低落时选择不健康的食物。此外，健康的情绪还可以提高个体的生活质量，增强应对压力的能力，从而减少因应对压力而产生的过度进食。通过学习有效的情绪调节技巧，如认知行为疗法、正念冥想和接纳与承诺疗法，可以帮助个体更好地应对情绪波动，减少情绪性进食，从而更有效地管理体重。

这些方法可以帮助个体识别和管理触发情绪性进食的情境，学习更健康的应对机制，比如运动、社交或从事兴趣爱好，而不是依赖食物来缓解情绪。

（三）情绪调色盘：彩绘你的体重管理计划

1. 压力管理

（1）识别压力源：医生可以帮助个体识别生活中的压力源，并提供应对策略。如心理咨询可以帮助一个因工作压力导致暴饮暴食的患者识别压力源，并学习放松技巧，如深呼吸和冥想。

（2）放松技巧：学习深呼吸、冥想、瑜伽等放松技巧，可以减轻压力和情绪波动。每天安排 10 分钟的时间进行冥想，或者在感到压力时进行 5 分钟的深呼吸练习。

2. 心理支持

（1）正面思维：鼓励肥胖患者发展正面思维模式，减少对食物的负面情绪关联。通过认知行为疗法（CBT）帮助个体识别和改变对食物的消极思维，如“我不能吃这个，否则会发胖”转变为“我可以选择更健康的食物来满足自己”。

（2）专业咨询：提供心理咨询资源，帮助处理与体重和饮食相关的心理问题。推荐个体参加心理健康工作坊，或者定期与心理咨询师会面，以解决不当饮食行为背后的心理问题。

3. 社交支持

（1）建立支持网络：鼓励与家人和朋友分享健康目标，寻求他们的社群支持和鼓励。与家人一起制订健康饮食计划，或者与朋友一起参加运动活动。

（2）团体活动：推荐参加团体运动或健康活动，增加社交互动并提高参与度。如加入一个跑步俱乐部或参加社区的健康讲座，可以获得更多的支持和动力。

二、深夜暴食症：与情绪和解，取代零食快感

在夜深人静的时候，会有这样一些人出现，他们无法控制自己的食欲，“暴风吸入”各类美食，吃完后又后悔，但就是停不下来。这种情况看似是“管不

住嘴”，实际上是坏情绪在操纵你的大脑。拉响警报——“深夜暴食症”来了！

（一）现象背后的真相：情绪性进食的“幕后黑手”

1. 大脑的双重系统：理智 *vs* 本能

想象你的大脑里有两只“小怪兽”：理智脑——前额叶皮层和情绪脑——边缘系统。白天理智脑在线，能够控制身体选择健康而营养均衡的食物；但到了深夜，尤其是压力累积时，情绪脑接管了身体。就像手机电量不足自动开启“省电模式”，大脑也会优先选择高热量食物补充能量，这其实是远古时期人类应对危险的生存策略。

2. 情绪“替代品”：用食物填补心理空洞

（1）压力过载：白天被 KPI、人际关系、身材焦虑轮番轰炸，大脑“压力山大”，导致皮质醇水平升高，深夜终于卸下“盔甲”，潜意识想用高糖、高脂肪的食物安抚疲惫的灵魂，夜间进食也成为了释放焦虑、抑郁情绪的无意识行为。

（2）孤独补偿：刷短视频时看到别人聚餐的热闹画面，突然觉得房间格外冷清，这时薯片的脆响就成了填补寂寞的“白噪音”，食物的香味也成为“深夜香氛”。

（3）自我惩罚：情绪烦躁、人际关系不良、节食后感到饥饿、对体重与外形不满等情况出现时，通过暴饮暴食暂缓烦躁情绪，而暴食后常伴随催吐、滥用泻药等“清除行为”（如神经性贪食症），或因罪恶感引发进一步情绪崩溃，甚至发展为抑郁症或双相情感障碍，陷入“破罐子破摔”的恶性循环。

3. 激素的“阴谋”：生理与心理的合谋

（1）皮质醇飙升：长期工作与学习压力导致皮质醇水平居高不下，不仅让人变胖，还会增强对高热量食物的渴望。

（2）血清素不足：在现代人的快节奏生活中，极易出现缺乏运动、光照不足等情况，容易导致调节情绪的血清素分泌下降，甜食成了“天然抗抑郁药”。

（3）饥饿素作祟：有时，晚餐吃得太早或太素，真正的生理饥饿与情绪饥饿混合，会让人难以分辨，更加难以抵挡深夜美食的诱惑。

（二）自救指南：与情绪和解的 4 个魔法

1. 3 分钟暂停术：打断进食惯性

当深夜想吃东西时，先做三个动作：首先，深吸一口气，问自己："我现在是饿还是情绪低落？"；其次，喝一大杯温水，给大脑反应时间；最后，打开手机计时器，等 3 分钟再决定要不要吃。

2. 情绪急救包：用替代品"哄"大脑

提前准备专属"情绪急救包"，例如视觉系：涂鸦本、香薰蜡烛、星空投影仪；听觉系：白噪音 APP、助眠电台、ASMR（自发性知觉经络反应）音频；触觉系：毛绒玩具、发热眼罩、按摩小工具；嗅觉系：柑橘味香氛；味觉系：薄荷糖、玫瑰花茶。

3. 正念饮食法：让每一口都有意义

（1）吃前仪式感：把零食装进小碟子中，关掉电子产品，屏蔽外界干扰，像品茶一样观察和体会食物的颜色、气味、口感。

（2）咀嚼慢动作：每口食物咀嚼 20 下，充分感受唾液分泌、食物口感与胃部饱胀感。

（3）记录情绪日记：在笔记本上写下"我现在吃 ××，是因为 ____"，认真分析自己进食的原因，究竟是饥饿还是情绪。

4. 建立支持系统：你不是一个人在战斗

将自己从孤立的个人空间中释放出来，向周围的人求助，构建一个支持系统，例如：闺蜜互助组，和姐妹约定"深夜嘴馋时互相提醒"；线上树洞群，在专业社群分享情绪，避免自我攻击；专业求助，当情绪问题持续影响生活时，及时寻求心理咨询师或执业医师的帮助。

第四节　应用古老智慧的现代减肥法：中医适宜技术瘦身

在减肥的战场上，中医适宜技术以其独特的理论和实践方法，为现代人提供了一种温和而有效的减肥策略。这些方法不仅根植于数千年的中医理论，还结合了现代科学研究成果，为肥胖干预提供了多元化的选择。

一、针灸治疗：银针如何激活你的“代谢开关”？

针灸包括针刺与艾灸。针刺是指用银针插入穴位以刺激经络、调节气血、平衡阴阳；艾灸则是用艾柱、艾条为主，熏烤穴位以达到扶阳除湿、调节气血的一种自然疗法。针灸足三里、三阴交、天枢穴、丰隆穴等，能够抑制食欲、促进新陈代谢和调节内分泌，从而帮助减重。现代研究表明，针灸能够激活大脑中的某些区域，减少饥饿感，同时增加饱腹感，对于控制食欲、促进代谢非常有帮助。

二、穴位埋线：一次治疗 = 1 个月持续瘦身

穴位埋线是一种将可吸收线埋入特定穴位的治疗方法，这些线材会逐渐被人体吸收，从而持续刺激穴位，以达到长期减肥的效果。这种方法可谓“懒人福音”，适用于那些需要持续刺激以保持减肥效果的人群。研究表明，穴位埋线可以促进局部血液循环，增强新陈代谢，并帮助分解脂肪，从而有效支持减肥目标的实现。

三、拔罐疗法：吸走的是赘肉，还是湿气？

拔罐是一种通过在皮肤上形成负压来刺激穴位和经络的方法。在减肥过程中，拔罐可以促进局部血液循环，加速脂肪的分解和代谢。拔罐时，皮肤表面的毛细血管扩张，增加了血液流动，这有助于带走多余的水湿和代谢废物，减少脂肪堆积。特别是扶阳罐，集温灸、刮痧、拔罐等作用于一体，可达到温阳散寒、通络除湿、调节气血等作用，从而改善代谢，帮助减肥。

四、刮痧疗法：皮肤下的“淤堵”竟是发胖元凶

刮痧是一种通过刮拭皮肤表面来刺激经络和穴位的方法。由于长期久坐或恣食肥甘厚味，水湿瘀血滞留而引起肥胖，刮痧可以帮助疏通身体“淤堵”，改善局部血液循环，促进淋巴流动，有助于消除水肿和分解脂肪。刮痧时，皮肤表面的摩擦可以刺激皮下组织，增加局部温度，从而促进脂肪的代谢。

五、穴位贴敷：穴位贴一贴，躺着也能瘦

中药穴位贴敷是将含有中药成分的贴敷物贴在特定穴位上，通过皮肤吸收来发挥药效。这种方法可以针对不同的体质和肥胖类型，选择不同的中药配方。例如，对于阳虚型肥胖，可以使用温阳除湿的中药；对于痰湿型肥胖，可以使用燥湿化痰的中药。中药贴敷可以持续作用于穴位，调节内分泌，促进脂肪代谢。

六、中药热奄包：暖腹祛寒，小腹赘肉悄悄“融化”

中药热奄包是将含有中药的药包加热后敷在身体的特定部位，通过热力和药效的双重作用来促进血液循环和新陈代谢。这种方法适合于腰腹冰凉、手足易冷等因为寒湿而引发肥胖的人群。热敷可以扩张血管，增加局部血流量，同时中药成分通过皮肤吸收，可以进一步调节身体的代谢功能。

七、经皮神经电刺激：电击“点穴”刺激脂肪燃烧

经皮神经电刺激是一种通过皮肤表面施加微弱电流来刺激神经的方法。在减肥中，经皮神经电刺激可以刺激特定的穴位，达到抑制食欲、调节内分泌的目的。

八、穴位按摩：揉一揉 = 小一号

穴位按摩是通过手法按摩特定的穴位达到调节身体机能的目的。在减肥中，穴位按摩可促进血液循环，增强新陈代谢，帮助分解脂肪。例如，按摩腹部的气海、大巨、关元、天枢等穴位，可以促进肠胃蠕动，改善消化，减少脂肪堆积。

九、磁石经络法：贴哪儿瘦哪儿

磁石经络法是一种结合了磁疗和经络理论的治疗方法。通过在神阙穴（肚脐）贴上含有磁石的黑膏药，可以激发经气，通经脉，促进气血运行，提高肠

蠕动力度，增加脂质物质的排泄。磁石的磁场可以影响人体的生物电，从而调节内分泌和神经系统，对于减肥有一定的辅助作用。

十、中药调理：内调外养，喝出易瘦体质

中药调理是中医减肥中最实用的方法之一。通过使用具有调理气血、利水消肿、燥湿化痰、润肠通便等作用的中药，可以帮助身体调节代谢，促进脂肪分解。例如，山楂可以促进消化，麦芽可以改善肠道功能，茯苓可以利水消肿，莱菔子、决明子可以润肠通便，陈皮可以燥湿化痰。专业的中医师可以根据个人的体质和肥胖类型进行个性化的配方，辨证施治以达到最佳的减肥效果。

在应用这些中医适宜技术时，重要的是要结合个人的体质和健康状况，并要在专业医师的指导下进行。这些方法并不是孤立使用的，而是可以相互配合以形成一个综合的减肥方案。例如，针灸和穴位埋线可以结合使用，以增强刺激效果；中药调理可以与拔罐或刮痧结合，以提高药效。通过这种多元化的方法，可以更全面地调节身体的代谢功能，促进脂肪的分解和消耗，从而达到健康减肥的目的。此外，这些中医适宜技术在减肥的同时，还能够帮助改善身体的其他健康问题，如调节内分泌、增强免疫力、改善睡眠质量等。中医理论强调的是整体调理，而不仅仅是针对某一症状的治疗。通过这些方法，我们不仅能够减肥，还能够提高整体的健康水平，实现真正的健康和美丽。

第四章

解锁你的体质密码：九体医学测评体系

肥胖已经成为我们亟待解决的公共卫生问题。越来越多的研究证实，肥胖与体质特点有着密切的关系。九体医学作为中医体质理论的发展与应用，能够为肥胖及其相关疾病的防治提供宝贵的思路和策略，必将成为肥胖及其相关疾病防治的重要手段。本章将系统地介绍九体医学的概念、历史脉络、理论基础，以及体质的分类与判定方法。通过本章的介绍，我们将全面了解九体医学，为后续章节深入探讨九体医学在体重管理中的应用奠定良好的基础。

第一节　九型体质说明书：千年智慧的现代验证

九体医学是以九种体质分类理论为指导，研究九种体质特征与疾病相关性，从而指导疾病预防、治疗及养生康复的医学。

世界上没有两片完全相同的树叶，同样也“没有完全相同的两个人”，但是不同的树叶又有它们的“共同特点”。世界上的每个人都是独一无二的，我们不能把每一个人都看作一种体质类型，所以国医大师王琦院士运用一种“模块”的方法，根据不同人群表现出的一些相同特点，科学地将庞大的人群分为九种类型，即九种体质：平和质、气虚质、阳虚质、阴虚质、痰湿质、湿热质、血瘀质、气郁质、特禀质。九种体质都有自己独特的“身体密码”，不仅能够反映我们的身体形态结构和心理特征，同时也揭示了各体质人群易患的疾病类型。

平和质像是身体里的“小太阳”，精力旺盛，健康乐观；气虚质像是身体里的“小懒猫”，气短少力，容易疲乏；阳虚质像是身体里的“小冰块”，手脚发凉，身体怕冷；阴虚质像是身体里的“小火苗”，手心发热，口干舌燥；痰湿质像是身体里的“小水库”，身体肥胖，大腹便便；湿热质像是身体里的“小蒸笼”，面色油腻，长痘长疮；血瘀质像是身体里发生了“小堵车”，面色晦暗，脸上长斑；气郁质像是身体里的“小气球”，多愁善感，郁郁不乐；特禀质像是身体里的“小敏感”，容易过敏，打喷嚏流泪。九种体质里面，平和质是正常和健康的体质，不偏不倚，指人体保持着一种平衡状态。它不仅强调身体的健康，更强调心理的健康，是我们力求达到的一种状态。而其他八种体质是偏颇的体质，就像八条通往某些特定疾病的道路。这样的道路每往前走一步，就离疾病更近一步，但是如果我们已经发现这条道路的终点不是美丽的风景，而是悬崖峭壁时，应及时掉头往回走，每往回走一步，就离疾病更远一些。

九体医学不仅可以提供准确的体质评估，还可以针对体质类型指导我们进行疾病的防治及养生保健。比如痰湿质的人容易患高血压、高血脂、糖尿病等疾病。在疾病预防及养生方面应注重以下事项：饮食方面宜清淡，应适当吃一些健脾、化湿的食物，如冬瓜、白萝卜、山楂、白菜、绿豆芽等，应少吃肥肉和甜、黏、腻的食物，如蛋糕、甜品，并且最重要的是不能暴饮暴食，进食速度过快会影响脾胃的运化功能，导致痰湿堆积。起居方面忌潮湿，痰湿体质的人体内痰和湿都多，不能耐受潮湿，应该采取适时通风等手段调节居室温湿度，祛除湿气；应避免外湿伤身，防淋雨，不要久坐在阴冷潮湿的地方。运动宜在阳光下进行，以舒展身体的阳气。还可以运用中医药传统疗法进行养生，如经常按揉丰隆、足三里、中脘、阳陵泉等穴位以化痰祛湿；搭配药膳如山药冬瓜汤、芡实莲子薏仁汤等来健脾利湿。总之，通过了解不同体质的特点，我们可以有针对性地调整饮食、起居、运动等方面的习惯，从而预防疾病的发生。在疾病治疗过程中，结合体质特点进行中西医结合治疗，配合饮食起居等多方面措施，可以更有效地治疗疾病、促进康复。

养生已经是我们日常生活的重要组成部分，但是面对五花八门的养生方法，到底哪一种方法最适合自己呢？让我们一起了解自己的体质类型，了解自己的饮食嗜好，了解自己的心理特点，了解我们与大自然及社会环境的关系，读懂我们自己的身体，解锁属于自己的“身体密码”，从生活的起居住行中寻找适合自己健康的秘诀，掌握自己健康的主动权。当然了，我们每个人都是独一无二的，即使体质近似，也要因人制宜。因为我们的体质类型并不是固定不变的，它会受到环境、饮食、情绪等外界因素的影响而发生改变。正如一方水土养一方人，每个人的生活方式与生命状态都各不相同，因此不同的人也应该拥有不同的养生方法。我们需要明白每个人所处的生命状态是不一样的，需要在日常养生过程中不断去调整和适应，然后找到属于自己的养生方法。

九体医学是王琦院士从古老中医智慧中归纳总结提出的，是具有我们中国特色的“精准医学”，为我们揭示了人体体质的奥秘。想要更进一步了解九体医学吗？接下来就让我们一同追溯它的历史足迹吧！

第二节　追溯九体医学的历史脉络

2015 年 1 月，美国总统奥巴马宣布启动“精准医学”计划，该计划旨在通过分析人群的基因信息、环境因素和生活方式来深入理解疾病机制，从而开发针对性药物以实现精准治疗。这一理念与中医“同病异治”的思想高度契合，即针对相同疾病，因患者体质差异而采用不同的治疗方案。同年 5 月，基于王琦院士团队在中医体质学领域的深厚研究，中华中医药学会在北京举办了“九体医学健康计划”学术报告会，标志着中国版“精准医学”计划的诞生。九体医学健康计划是中医体质理论与现代精准医学理念的创新性融合，它不仅体现了中医“治未病”的核心思想，更借鉴了精准医学的个体化策略，构建起独具中国特色的健康管理模式。

体质医学起源于中国古代，最早可追溯至《黄帝内经》，之后的书籍也有对体质的散在论述，但是并没有形成完整的理论体系。我们经常念叨的一句话“肥人多痰湿”，就是对痰湿质主要症状（肥胖）的描述，朱丹溪在《丹溪治法心要》里也提到：“肥白人多痰湿。”《素问 · 调经论》中提到：“夫阴与阳皆有俞会，阳注于阴，阴满之外，阴阳匀平，以充其形，九候若一，命曰平人。”这是对平和质的描述。诸如此类的描述代表着古代先辈们对人体奥秘的探索。然而，这些零散的体质研究如同散落的珍珠，尚未形成完整理论。

王琦院士作为九体医学的创始人，带领团队将这些散落的珍珠串联了起来。在 20 世纪 70 年代，王琦院士明确提出“中医体质学说”，并历经数十年的深入研究，运用多学科交叉的方法，最终形成了九体医学的理论和实践基础。九体医学将人群分为九种体质，同时发现九种体质与特定疾病的关联，如痰湿质的人容易发生中心性肥胖、高血脂、高血糖、高血压等病症。基于王琦院士的研究成果，中国有了自主创新的“精准医学”健康计划——“九体医学健康计划”。这个计划旨在通过辨识和调理人的体质，来实现疾病的预测、预防和干预。“九体医学”形成未病先防、欲病早治、既病治疗的三级预防，继而做到因人施膳、因人施保、因人施养，让中医“治未病”的理念得到了更精准的实践。

2021 年 9 月，“九体医学健康中国计划”高峰论坛在北京隆重召开，此次高峰论坛共有 62 位院士、14 位国医大师出席，是中医药界一次空前的学术盛宴。“九体医学健康中国计划”正式启动实施，使得“九体医学”逐渐走进了千家万户。人们可以通过体质辨识来了解自己的身体，制订个性化的健康计划。医院、社区卫生中心等机构也开始运用九体医学的理念，为居民提供更加精准、个性化的医疗服务。如今，九体医学已经成为中国乃至世界医学领域的一颗璀璨明珠。据统计，九体医学健康计划项目已覆盖全国 31 个省（自治区、直辖市）所有县内（区），中医体质辨识已纳入《国家基本公共卫生服务标准》以及城乡居民健康档案管理服务规范，成为中医标准化检查项目。它的研究成果被广泛应用于健康管理、亚健康调理、慢病防控等方面，取得了举世瞩目的成效。

九体医学在国际上的影响力也在不断扩大。王琦院士主编的《中医体质学》已被翻译成多种语言，并在全球多个国家和地区得到应用和推广。《中医体质量表》也被翻译成英、日、韩文等，并在国际范围内得到广泛应用。该量表由王琦院士及其团队经过 30 年研究开发，并于 2009 年正式发布为《中医体质分类与判定》标准。王琦院士及其团队积极与国际学者开展合作与交流，共同推动中医体质学的研究与发展。例如，北京中医药大学团队与美国斯坦福大学合作开展关于中医九种体质的研究等。这些国际合作与交流有助于提升九体医学在国际上的知名度和影响力。

第三节　解读九体医学的理论基石

所有的科学研究，都离不开两样东西：一个是日常观察到的现象和经验，另一个是解释这些现象的理论。中医体质研究也是如此。它的起点，是我们都能观察到的现象——为什么同样得了感冒，有人怕冷流清涕，有人却怕热喉咙痛？为什么有人吃什么都胖，有人却怎么吃都不长肉？这些个体差异，就是体质研究的“经验基础”。王琦院士经过 40 多年的深入研究，总结出“体质过程论”“形神构成论”“环境制约论”“禀赋遗传论”四个基本原理，凝炼出“体质可分论”“体病相关论”“体质可调论”三个科学问题，奠定了九体医学的理论体系和理论架构。

一、九体医学四大原理：读懂你的身体密码

（一）体质过程论：揭示生命成长中的体质演变

体质是特定躯体素质（包括形态和功能两个方面）与相关心理素质的综合体。“体质过程论”认为体质是一个随着个体发育的不同阶段而不断演变的生命过程。这就是说，在人体的发育过程中，体质的发展经历了幼年、青年、壮年、老年等不同阶段，每一阶段的体质都具有其不同的特点。

理解体质过程论对于我们健康管理至关重要。不同年龄阶段的个体在生理和心理上都有其独特的特点，这不仅影响着我们对外界的反应，也决定了我们在疾病预防和治疗时的选择。在生活中，我们应根据自身的体质特点，合理安排饮食、运动及养生保健措施，以保持身体的良好状态，实现健康的生活目标。通过对体质变化的认识与关注，我们可以更好地面对人生的各个阶段，为健康的未来打下坚实的基础。

（二）形神构成论：身体与心理的和谐统一

在追求健康的道路上，我们常常忽视了心理因素对身体的影响。形神构成论，认为体质是个体躯体素质与相关的心理素质形成的相对稳定的统一体。这种观点强调了身体与心理之间的紧密联系，认为二者密不可分。例如，研究者们通过采用心理学上的艾森克人格问卷，对痰湿体质进行了深入的调查和分析。结果显示，这类体质的个性特征中，中间型个体占据了较大比例，其次是内向型，而外向型个体相对较少。此外，在神经质水平的分析中，情绪稳定型个体的数量最多，中间型次之，不稳定型个体最少。这些发现为形神构成论提供了初步的理论支持，强调了身体素质与心理特征的密切关系，提示我们在关注身体健康的同时，也不能忽视心理因素的作用。

深入理解形神构成论的观点，有助于我们在健康管理中考虑身心的统一性。在日常生活中，我们不仅要注重身体的保健，也要关注心理的健康，保持良好的情绪。通过良好的心理状态和健康的生活方式，我们可以更有效地促进身体健康，达到身心和谐。这样，我们不仅是身体的主人，也能成为自己情感与心理健康的守护者。

（三）环境制约论：生活环境如何影响我们的体质

在我们的生活中，体质的形成与发展受多种因素的影响，其中环境因素扮演着至关重要的角色。在个体体质的发展过程中，生活条件、饮食结构、地理环境、季节变迁等对体质均产生一定的制约影响。例如，嗜食肥甘厚味可助湿生痰，形成痰湿质；嗜食辛辣则易化火伤阴，形成阴虚质。过于安逸，则可使气血流行不畅、筋肉松弛、脾胃功能减退，而使体质下降，或形成痰瘀体质。过度的劳作，则容易损伤筋骨、消耗气血，使脏腑精气不足，功能减弱，形成虚性体质。

了解环境制约论有助于我们认识到，身体健康不仅取决于遗传因素，还受到外界环境的深刻影响。因此，我们应当关注四季气候变化、地理环境的差异，灵活调整自己的生活方式，保持阴阳平衡，以适应环境的变化，从而达到身体与自然的和谐共生。

（四）禀赋遗传论：遗传在体质形成中的角色

“禀赋遗传论”，即遗传是决定体质形成和发展的主要内在因素。毫无疑问，体质差异，个体体质的形成与遗传密切相关，不同个体的体质特征分别具有各自不同的遗传背景，这种遗传背景所决定的体质差异，是维持个体体质特征相对稳定的一个重要条件。例如，在阴阳方面，若先天禀赋充足，则体质无偏，即属平和质；若先天禀赋不足，则视其不足的表现，导致各种体质类型的出现，或偏阴不足，或阳不足，或气血不足等，出现素体阴虚者、素体阳虚者或素体气血俱不足者。这种先天禀赋差异的存在，成为各种体质形成和发展变化的一个重要内在因素，若禀赋阴不足者，一般多发展为“瘦长型”的阴虚质，禀赋阳不足者，则又成为”肥胖型”的痰湿质的潜在因素。因此，先天禀赋是体质形成的重要内在条件。

了解禀赋遗传论有助于我们认识自身的体质状况，为制订个性化的健康管理方案提供科学依据。虽然我们无法改变自己的基因，但通过健康的生活方式和积极的心态，仍可以在一定程度上改善体质状况。因此，在推动健康的过程中，既要重视遗传背景的影响，也要把握后天环境对体质的调节作用，达到更全面的健康管理目标。

二、九体医学三大核心：帮你精准养生

（一）体质可分论：探索个体差异与群体共同性

体质可分论强调了个体之间存在显著的差异性，同时也表明在一个群体中，人们在某些特征上又表现出一定的趋同性。每个人的体质都有其独特之处，这是由多种因素共同作用的结果，包括遗传基因、环境影响、生活习惯等。因此，即使是在同一个家庭或者同一个社会环境中，不同个体仍会展现出各自不同的体质特征。趋同性可能来源于共同的生活环境、饮食习惯以及文化背景。例如，北方人形体多壮实，多阳虚脏寒，腠理偏致密；东南之人多体型瘦弱，多阴虚湿热，腠理偏疏松；滨海临湖之人，多湿多痰。

体质可分论为我们理解身体健康提供了一个更全面的视角。通过关注个体差异，我们可以更加准确地进行个性化的健康管理；而了解群体趋同性则使我们能够更有效地制订公共健康策略和干预措施。因此，实现健康的关键在于我们既要尊重个体的独特性，也要重视群体的共性特征，以应对日益复杂的健康挑战。

（二）体病相关论：不同体质对健康的影响

体质差异是重要的生命现象，是疾病发生的环境，决定着这个人对某些疾病的易患性和疾病的转归和方向。不同体质的人群对疾病的易感性不同，患病后发展规律不同，用药后的反应不同，而产生这些现象的根本原因在于体质差异。例如，气虚体质的人容易患感冒、高血压、内脏下垂等病症；痰湿体质的人易出现肥胖，高血压、高血脂等心脑血管疾病；阳虚体质的人易出现畏寒怕冷，极易感受寒邪形成各种痹证、腹泻等病症；阴虚体质的人常内热上火，极易感受热邪而见咽喉疼痛，失眠，烦躁等病症；瘀血体质的人易患肿瘤及各种痛证；气郁体质的人易情绪低落，容易引起甲状腺、乳腺、肝脏等疾患。

体病相关论帮助我们认识到体质对疾病易感性的影响。通过了解自己的体质类型，可以更好地进行健康干预和疾病预防。这不仅有助于个体实现更健康的生活方式，也为社会公共卫生政策的制定提供了科学依据。因此，了解体质差异和相关性，可以帮助我们制订个性化健康管理方案，从而改善体质，预防疾病。

（三）体质可调论：适应变化与维持健康的秘诀

人的体质既具有稳定性，又具有可变性，通过干预可以使人的体质偏颇失衡状态得到改善与调整，从而恢复健康。因此，在亚健康状态的干预中，根据不同的体质类型辨体用药，可达到有效干预亚健康的目的。如痰湿体质之人饮食宜清淡，少食肥腻；阴虚体质之人，少食辛辣制品；阳虚体质之人予以温补之品等。辨体施养、辨体用药，既可以作为积极预防的保健策略，又可改善偏颇体质从而调理亚健康状态、阻断疾病的发生。

“体质可调”这一理念教会我们，虽然体质会随年龄和环境变化而波动，但我们拥有主动调整和改善的能力。通过规律作息、均衡饮食、定期锻炼等健康生活方式，我们能够更好地调节体质，预防疾病。认识到这一点，不仅能帮助我们适应生活中的变化，也为我们追求更加健康的生活方式提供了宝贵的方向。无论年龄多大，保持对自身健康的关注与调节，是我们每个人都应践行的健康秘诀。

第四节　你是哪种体质？九种体质的分类检测

本节将介绍九种体质的判定方法与标准，并通过示例帮助大家熟练掌握《中医体质分类与判定》的判定技巧，以便能够精准定位自身所属的体质类型。

一、九种体质判定方法

回答《中医体质分类与判定》中的全部问题，每一个问题按 5 级评分，计算原始分及转化分，依标准判定体质类型。

$$\text{原始分} = \text{各个条目分值相加}$$

$$\text{转化分数} = [(\text{原始分} - \text{条目数}) / (\text{条目数} \times 4)] \times 100$$

二、体质分类金标准

平和质为正常体质，其他 8 种体质为偏颇体质。判定标准见下表。

平和质与偏颇体质判定标准表

体质类型	条件	判定结果
平和质	转化分≥60 分	是
	其他 8 种体质转化分均＜30 分	
	转化分≥60 分	基本是
	其他 8 种体质转化分均＜40 分	
	不满足上述条件者	否
偏颇质	转化分≥40 分	是
	39＞转化分≥30	倾向是
	转化分＜30 分	否

三、九种体质赋分示例

示例 1. 某人各体质类型转化分如下：平和质 75 分，气虚质 56 分，阳虚质 27 分，阴虚质 25 分，痰湿质 12 分，湿热质 15 分，血瘀质 20 分，气郁质 18 分，特禀质 10 分。根据判定标准，虽然平和质转化分＞60 分，但其他 8 种体质转化分并未全部＜40 分，其中气虚质转化分＞40 分，故此人不能判定为平和质，应判定为是气虚质。

示例 2. 某人各体质类型转化分如下：平和质 75 分，气虚质 16 分，阳虚质 27 分，阴虚质 25 分，痰湿质 32 分，湿热质 25 分，血质 10 分，气郁质 18 分，特禀质 10 分。根据评判标准，平和质转化分＞60 分，且其他 8 种体质转化分均＜40 分，可判定为基本是平和质；同时，痰湿质转化分在 30～39 分，可判定为痰湿质倾向，故此人最终体质判定结果基本是平和质，有痰湿质倾向。

四、快速自测：你的体质类型

平和质（A 型）

请根据最近一年的体验和感觉，回答以下问题	没有（根本不）	很少（有一点）	有时（有些）	经常（相当）	总是（非常）
（1）您体力充沛吗？	1	2	3	4	5
（2）您容易疲乏吗？ *	1	2	3	4	5
（3）您说话声音低弱无力吗？ *	1	2	3	4	5
（4）您感觉胸闷不乐、情绪低沉吗？ *	1	2	3	4	5

续表

请根据最近一年的体验和感觉，回答以下问题	没有（根本不）	很少（有一点）	有时（有些）	经常（相当）	总是（非常）
（5）您比一般人耐受不了寒冷（冬天的寒冷，夏天的冷空调、风扇等）吗？ *	1	2	3	4	5
（6）您能适应外界自然和社会环境变化吗？	1	2	3	4	5
（7）您容易失眠吗？ *	1	2	3	4	5
（8）您容易忘事（健忘）吗？ *	1	2	3	4	5
判断结果：□是 □基本是 □否					
注：标有 * 的条目须逆向计分，即：1 → 5，2 → 4，3 → 3，4 → 2，5 → 1，再用公式计算转化分数。					

气虚质（B 型）

请根据最近一年的体验和感觉，回答以下问题	没有（根本不）	很少（有一点）	有时（有些）	经常（相当）	总是（非常）
（1）您容易疲乏吗？	1	2	3	4	5
（2）您容易气短（呼吸短促，喘不上气）吗？	1	2	3	4	5
（3）您容易心慌吗？	1	2	3	4	5
（4）您容易头晕或站起时眩晕吗？	1	2	3	4	5
（5）您比别人更容易感冒吗？	1	2	3	4	5
（6）您喜欢安静、懒得说话吗？	1	2	3	4	5
（7）您说话声音低弱无力吗？	1	2	3	4	5
（8）您活动量稍大就容易出虚汗吗？	1	2	3	4	5
判断结果：□是 □倾向是 □否					

阳虚质（C 型）

请根据最近一年的体验和感觉，回答以下问题	没有（根本不）	很少（有一点）	有时（有些）	经常（相当）	总是（非常）
（1）您手脚发凉吗？	1	2	3	4	5
（2）您胃脘部、背部、腰膝部怕冷吗？	1	2	3	4	5
（3）您感到怕冷，衣服比别人穿的多吗？	1	2	3	4	5
（4）您比一般人耐受不了寒冷（冬天的寒冷，夏天的冷空调、电扇等）吗？	1	2	3	4	5
（5）您比别人更容易感冒吗？	1	2	3	4	5
（6）您吃（喝）凉的东西会感到不舒服或者怕吃（喝）凉的东西吗？	1	2	3	4	5
（7）您受凉或吃（喝）凉的东西后，容易腹泻拉肚子吗？	1	2	3	4	5
判断结果：□是 □倾向是 □否					

阴虚质（D型）

请根据最近一年的体验和感觉，回答以下问题	没有（根本不）	很少（有一点）	有时（有些）	经常（相当）	总是（非常）
（1）您感到脚心发热吗？	1	2	3	4	5
（2）您感觉身体、脸上发热吗？	1	2	3	4	5
（3）您皮肤或口唇干吗？	1	2	3	4	5
（4）您口唇的颜色比一般人红吗？	1	2	3	4	5
（5）您容易便秘或大便干燥吗？	1	2	3	4	5
（6）您面部两颊潮红或偏红吗？	1	2	3	4	5
（7）您感到眼睛干涩吗？	1	2	3	4	5
（8）您感到口干咽燥、总想喝水吗？	1	2	3	4	5
判断结果：□是　□倾向是　□否					

痰湿质（E型）

请根据最近一年的体验和感觉，回答以下问题	没有（根本不）	很少（有一点）	有时（有些）	经常（相当）	总是（非常）
（1）您感到胸闷或腹部胀满吗？	1	2	3	4	5
（2）您感觉身体沉重不轻松或不爽快吗？	1	2	3	4	5
（3）您腹部肥满松软吗？	1	2	3	4	5
（4）您有额部油脂分泌多的现象吗？	1	2	3	4	5
（5）您上眼睑比别人肿（上眼睑有轻微隆起的现象）吗？	1	2	3	4	5
（6）您嘴里有黏黏的感觉吗？	1	2	3	4	5
（7）您平时痰多，特别是感到咽喉部总有痰堵着吗？	1	2	3	4	5
（8）您舌苔厚腻或有舌苔厚厚的感觉吗？	1	2	3	4	5
判断结果：□是　□倾向是　□否					

湿热质（F型）

请根据最近一年的体验和感觉，回答以下问题	没有（根本不）	很少（有一点）	有时（有些）	经常（相当）	总是（非常）
（1）您面部或鼻部有油腻感或者油亮发光吗？	1	2	3	4	5
（2）您脸上容易生痤疮或疮疖吗？	1	2	3	4	5
（3）您感到口苦或嘴里有异味吗？	1	2	3	4	5
（4）您大便有黏滞不爽、有解不尽感觉吗？	1	2	3	4	5
（5）您小便时尿道有发热感、尿色浓（深）吗？	1	2	3	4	5

续表

请根据最近一年的体验和感觉，回答以下问题	没有（根本不）	很少（有一点）	有时（有些）	经常（相当）	总是（非常）
（6）您带下色黄（白带颜色发黄）吗？（限女性回答）	1	2	3	4	5
（7）您的阴囊部位潮湿吗？（限男性回答）	1	2	3	4	5
判断结果：□是 □倾向是 □否					

血瘀质（G型）

请根据最近一年的体验和感觉，回答以下问题	没有（根本不）	很少（有一点）	有时（有些）	经常（相当）	总是（非常）
（1）您的皮肤在不知不觉中会出现青紫瘀斑（皮下出血）吗？	1	2	3	4	5
（2）您两颧部有细微红丝吗？	1	2	3	4	5
（3）您身上有哪里疼痛吗？	1	2	3	4	5
（4）您面色晦暗或容易出现褐斑吗？	1	2	3	4	5
（5）您容易有黑眼圈吗？	1	2	3	4	5
（6）您容易忘事（健忘）吗？	1	2	3	4	5
（7）您口唇颜色偏黯吗？	1	2	3	4	5
判断结果：□是 □倾向是 □否					

气郁质（H型）

请根据最近一年的体验和感觉，回答以下问题	没有（根本不）	很少（有一点）	有时（有些）	经常（相当）	总是（非常）
（1）您感到闷闷不乐、情绪低沉吗？	1	2	3	4	5
（2）您精神紧张、焦虑不安吗？	1	2	3	4	5
（3）您多愁善感、感情脆弱吗？	1	2	3	4	5
（4）您容易感到害怕或受到惊吓吗？	1	2	3	4	5
（5）您胁肋部或乳房胀痛吗？	1	2	3	4	5
（6）您无缘无故叹气吗？	1	2	3	4	5
（7）您咽喉部有异物感，口吐之不出、咽之不下吗？	1	2	3	4	5
判断结果：□是 □倾向是 □否					

特禀质（I型）

请根据最近一年的体验和感觉，回答以下问题	没有（根本不）	很少（有一点）	有时（有些）	经常（相当）	总是（非常）
（1）您没有感冒时也会打喷嚏吗？	1	2	3	4	5
（2）您没有感冒时也会鼻痒、流鼻涕吗？	1	2	3	4	5
（3）您有因季节变化、地理变化或异味等原因而出现咳喘的现象吗？	1	2	3	4	5
（4）您容易过敏（药物、食物、气味、花粉或在季节交替、气候变化时）吗？	1	2	3	4	5
（5）您的皮肤容易起荨麻疹（风团、风疹块、风疙瘩）吗？	1	2	3	4	5
（6）您的皮肤因过敏出现过紫癜（紫红色瘀点、瘀斑）吗？	1	2	3	4	5
（7）您的皮肤一抓就红，并出现抓痕吗？	1	2	3	4	5
判断结果：□是　□倾向是　□否					

第五章

九大体质的科学甩肉指南

第一节　管体＋管重＝健康瘦身不反弹

一、管体秘诀：体质调好了，赘肉自己掉！

体质管理是现代健康生活的重要组成部分，它不仅关乎个人的身体状况，更与整体生活质量密切相关。随着社会的发展和人们生活水平的提高，越来越多的人开始重视体质管理，希望通过科学的方法来提升自身的健康水平。了解自己的体质类型是进行有效管理的基础。王琦院士首创的九种体质学说，将人群分为平和质、气虚质、阳虚质、阴虚质、痰湿质、湿热质、血瘀质、气郁质、特禀质，每种体质都有其独特的特征和表现形式。例如，气虚质的人容易感到疲倦乏力，经常感冒；而阳虚质则表现为畏寒怕冷、手脚冰凉。通过专业的中医体质辨识或体检报告，我们可以准确地了解自己属于哪种体质类型，从而为后续的健康管理提供依据。

身体的健康乃是我们每个人所拥有的最为珍贵的财富。人生最为重要的事业，绝非财富，亦非权势，而是对自身健康的有效管理。体质管理就是我们对自身健康有效的管理的一个重要手段，其与个人的生活质量、工作效率、心理健康乃至整体的幸福感皆紧密相关。我们可以从如下的几个方面予以调理：

1. 均衡的饮食

均衡的饮食能够为身体提供充足的营养物质。不同体质的人群需要根据自身特点选择适宜的食物。比如，气虚质者应多吃具有补气作用的食物，如山药、红枣等；阳虚质者则可以适当增加温热性质的食物摄入，如羊肉、桂圆等。同时，保持均衡的营养摄入也是关键所在，确保每天摄取足够的不同比例蛋白质、碳水化合物、脂肪、维生素和矿物质。此外，避免过度食用辛辣刺激性食物，减少高钠、高糖、高脂食物的摄入，有助于维持身体内部环境的稳定。

2. 规律的运动

规律的运动是体质管理的重要一环。适度的体育活动能够促进血液循环、提高心肺功能、增强肌肉力量，并且有助于调节情绪。根据个人体质不同，可以选择适合自己的运动方式。例如，体质较弱的人可以从散步、太极拳等较为温和的运动开始；而体质较好的人则可以尝试跑步、游泳等强度稍大的项目。重要的是要循序渐进，量力而行，避免因过度运动造成身体损伤。

3. 良好的生活习惯

良好的生活习惯是体质管理的关键构成部分。充足的睡眠能够让身体得到充分的休憩和恢复，使大脑和身体的机能长期处于良好状态。例如，每天晚上确保 7～8 小时的高质量睡眠，能够提高注意力、记忆力和反应速度，使我们在白天的工作和学习中精力饱满。规律的生活作息有助于调整生物钟，使身体各器官协调工作。戒烟限酒则能减少有害物质对身体的损害。要保持积极乐观的心态。因为心理状态会直接影响到身体健康，学会应对压力，培养兴趣爱好，与家人朋友保持良好关系，都是维持心理健康的有效途径。

体质是健康的基础，就像树木生长所需的土壤，只有在优质的土壤环境中，树木才能茁壮成长。因此，改善体质是维护健康的根本途径。通过及时准确地辨识体质类型，深入了解自身的体质特征，并采取科学合理的调理措施纠正偏颇体质，我们才能够将健康的主动权牢牢掌握在自己手中。

二、管重技巧：吃对食物比少吃更重要！

在现代社会，随着生活节奏的加快和饮食结构的变化，越来越多的人开始关注体重管理和健康问题。适宜的体重往往是身体健康的重要标志。体重不仅关系到外貌形象和身材胖瘦，更深层次地反映了个体身体内部各功能组织的代谢与分泌状况，如同一面镜子，能清晰地映射出整体的健康水平。体重异常（超重或过轻）会给健康带来诸多危害——超重 / 肥胖往往与心血管疾病、2 型糖尿病、某些癌症（如结肠癌、乳腺癌等），以及骨关节疾病等多种慢性疾病的发生密切相关；而过轻则可能导致营养不良、免疫力低下、骨质疏松以及女性月经不调等问题。

为了维护健康，科学管理体重至关重要。通过合理的饮食、适量的运动和良好的生活习惯，我们可以有效地控制体重，预防上述健康问题的发生。但短期的减肥或增重往往难以持久，真正有效的体重管理需要长期坚持，并且要结合个人体质进行科学调理。前文针对体重管理已经有了较为详细的阐述和针对性措施，本章将着重介绍如何通过引入九体医学，实现长期体重管理和体质调整。

体重和体质之间存在密切的联系。体重是体质的一个重要组成部分，但并不是唯一的指标。体质涵盖了身体的各个方面，包括但不限于体重、体脂率、肌肉质量、骨骼密度等。例如，两个体重相同的人，可能因为体脂率和肌肉质量的不同而拥有不同的体质。因此，单纯依靠体重来判断一个人的健康状况是不全面的。体重是一个具体的数值，反映的是人体的重量。而体质则是一个综合性的概念，它描述了一个人的身体状态和健康水平。总之，体重管理和体质调理是相辅相成的两个方面。通过科学合理的方法来管理体重，并结合体质特点进行个性化调理，我们可以更好地维护身体健康，享受更加美好的生活。

2024 年 6 月，国家卫生健康委等 16 部门联合印发《"体重管理年"活动实施方案》，提出 2024 年为"体重管理年"，并强调发挥中医药在体重管理中的技术优势。方案旨在进一步推动慢病防治关口前移，增进全民的体重管理意识，构建健康生活方式，切实减少因肥胖等问题导致的慢性病发生率。此外，王琦院士还发起了"九体医学健康中国计划"，我们将依据王琦院士九类体质学说来开展体重管理工作。

第二节　平和质：老天赏饭吃的天生平衡体质

平和质多见于健康人群，体内阴阳平衡，阴平阳秘，身体处于和谐平衡状态。其神、色、形、态、局部特征等方面表现良好，性格随和开朗，平素患病极少，对外界环境适应能力较强。

一、体质特征：不胖不瘦不燥不寒，拉仇恨的"标准模板"

体形匀称健壮，面色、肤色润泽，发密色黑有光泽，目光有神，嗅觉通利，唇色红润，精力充沛，睡眠良好，胃纳尚佳，二便正常，性格开朗，舌色淡红，苔质薄白，脉和有力。

二、综合调理：顺应自然，别把好体质作没了

（一）起居调养

保持劳逸结合。生活有规律，不过度劳累。顺应人体的生物钟而起居，作息应有规律，保证充足的睡眠。起居规律，保养神气，使人体精力充沛，生命力旺盛。春夏养阳，夏季要避免长时间待在空调房间，也不要睡在有穿堂风的过道及露天空旷之处；不可恣意贪凉饮冷。滋养阳气，情绪稳定，及时增减衣服，谨防外邪侵袭。秋、冬季节要注意避风寒，适当暖衣温食以养护阳气，尤其应注意腰部和下肢保暖，推荐手足按摩、浴足保健。

（二）饮食调养

饮食有节。首先饮食要有份量节制，建议七八分饱为宜；同时饮食要有时间观念，既不能“过午不食”，也不能“时时都食”，三餐规律，饥饱有度，方能保持理想体重而健康长寿。

平和质人群具有阴阳和调、血脉畅达、五脏匀平的生理特点，这类体质的人，饮食调养的第一原则是膳食平衡，要求食物多样化，不偏食，粗粮、细粮要合理搭配，多吃五谷杂粮、蔬菜、瓜果，要平衡膳食，在此基础上，平和质人群还应注意寒温适中，不宜过于偏食寒性或热性的食物。

1. 药膳推荐

（1）南瓜豆腐羹

【原料】豆腐300g（切丁），猪肉100g（切丁），香菇100g（去蒂切丁），鲜蘑菇100g（切丁），黄豆100g（煮熟），南瓜300g（去皮、籽瓤，切片），盐少许，胡椒粉少许。

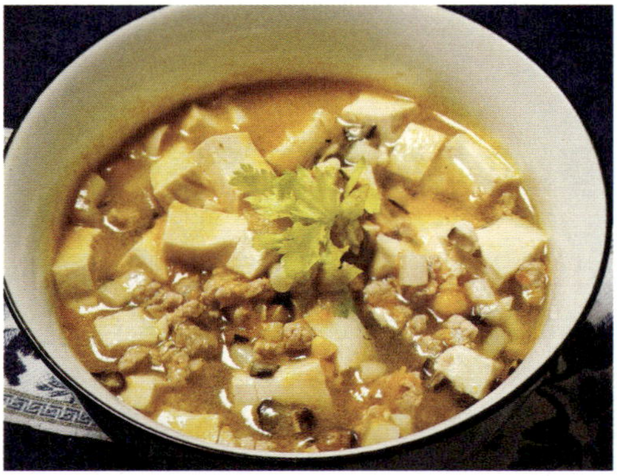

【制法】锅中加1200mL清水，煮沸。入南瓜煮至熟透，待凉后用果汁机打成南瓜浆汤。再煮沸南瓜浆汤，加入切好的猪肉、豆腐、香菇、蘑菇和黄豆，煮熟。下盐和胡椒粉调味，即可食用。

【功效】补中益气。

（2）芝麻山药粥

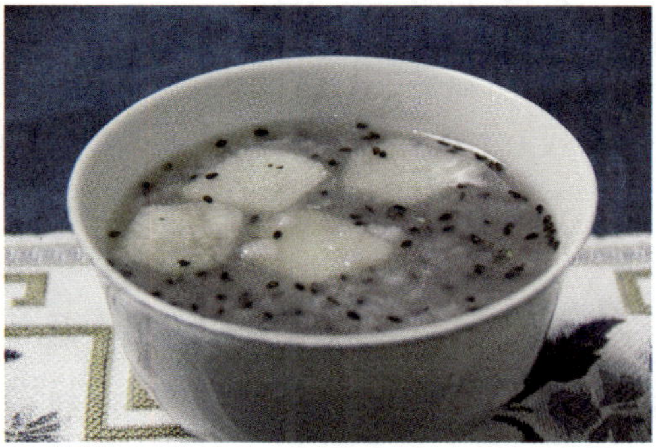

【原料】大米 100g，山药 50g，黑芝麻 50g，冰糖少许。

【制法】大米淘洗干净，山药清洗干净，戴上手套，刮掉外皮，切成滚刀小块。将大米、山药和黑芝麻一起装入高压锅，加入足量的水，再加入两大块冰糖，盖好盖子。大火烧至上气后，转小火煮 10 分钟。

【功效】健脾养胃。

2. 食谱推荐

早餐			19.2g 脂肪，29.9g 蛋白质，55.1g 碳水化合物
全麦吐司	70g	178 千卡	2.4g 脂肪，8.4g 蛋白质，30g 碳水化合物
水煮鸡蛋 2 个	约 100g	150 千卡	15.9g 脂肪，12.3g 蛋白质，2.1g 碳水化合物
脱脂牛奶	250mL	82 千卡	0.5g 脂肪，7.2g 蛋白质，12g 碳水化合物
圣女果	200g	50 千卡	0.4g 脂肪，2g 蛋白质，11g 碳水化合物
中餐			12.3g 脂肪，35.4g 蛋白质，37.1g 碳水化合物
荞麦面	50g	75 千卡	0.7g 脂肪，3g 蛋白质，14.3g 碳水化合物
香煎鸡胸肉	100g	128 千卡	3.6g 脂肪，22.7g 蛋白质，1.6g 碳水化合物
西蓝花炒胡萝卜	200g	70 千卡	3g 脂肪，4.5g 蛋白质，9.6g 碳水化合物
清炒白菜	200g	62 千卡	4.2g 脂肪，3.2g 蛋白质，7.6g 碳水化合物
水煮油麦菜	200g	32 千卡	0.8g 脂肪，2g 蛋白质，4g 碳水化合物
晚餐			12.1g 脂肪，16.9g 蛋白质，44.2g 碳水化合物
杂粮饭	60g	84 千卡	0.3g 脂肪，1.8g 蛋白质，18g 碳水化合物
西蓝花炒虾仁	100g	60 千卡	3.2g 脂肪，6g 蛋白质，3.1g 碳水化合物
清炒油麦菜	200g	56 千卡	5.1g 脂肪，2.2g 蛋白质，4.9g 碳水化合物
虾干紫菜汤	100g	63 千卡	2.9g 脂肪，6.1g 蛋白质，3.7g 碳水化合物
猕猴桃	100g	61 千卡	0.6g 脂肪，0.8g 蛋白质，14.5g 碳水化合物

（三）运动调理

1. 运动原则

（1）根据年龄、性别、个人兴趣爱好的差异，自行选择不同的锻炼方法。如年轻人可适当跑步、打篮球，老年人可适当散步、练习八段锦等。

（2）坚持每天半小时的有氧运动，或者每天步行不少于 6000 步。

（3）根据不同的季节时令选择不同的运动地点和时间。春季运动地点应在空气新鲜之处；夏天由于气温高、湿度大，运动锻炼最好在清晨或傍晚较凉爽时进行；秋季可选择旅行登高，或打太极拳；冬天气温低，运动前要做好必要的准备活动，避免着凉。

（4）传统功法按个人喜好选择，如五禽戏、太极拳、八段锦皆可。

（5）道法自然，顺应阴阳。白天属阳多动，晚上属阴多静。建议 22:30 之前睡觉。

2. 运动注意

（1）尽量避免锻炼太过而耗伤正气，避免汗出太过而损伤阴津。

（2）运动前要做好准备，进行充分的热身运动，比如拉伸 5～10 分钟，以放松肌肉、骨骼和韧带关节，以全身发热、身体微汗为度。

（3）应遵循循序渐进的原则，逐次增加锻炼时间和次数，防止损伤膝盖。

3. 基本方案推荐

（1）早晨 6～9 点：可进行如慢跑、快走等温和运动，强度以微微出汗为宜，时间 30～45 分钟，消耗 200～300 千卡热量。

【注意事项】提前做好热身活动，如活动关节、拉伸肌肉，环境上尽量选择空气清新、安静的场地。穿着舒适的运动鞋和透气运动服装。

（2）中午 12～14 点：午饭后宜休息 30～45 分钟，保证下午精力充沛。

【注意事项】不宜进行剧烈运动，以免影响消化和休息。

（3）下午 16～17 点后：可进行有氧健身操、骑自行车等运动，时间 40～60 分钟，消耗 300～400 千卡热量。

【注意事项】运动时保持节奏，及时补充水分，可选择在室内健身房或空旷广场，运动后做好拉伸放松，防止肌肉酸痛。

（4）睡前 20～22 点：做瑜伽拉伸、简单冥想等放松运动，时间 15～20

分钟，消耗 50～100 千卡热量；或仙人揉腹 7 遍，持续 15 分钟左右，消耗约 40 千卡。

【注意事项】瑜伽对柔韧度有一定要求，初期开始做的时候可能动作不能完全标准，应循序渐进，不要勉强，量力而行。动作要轻柔缓慢，保持室内安静、温暖、光线柔和，避免高难度和过度用力姿势，若运动后过于兴奋难以入睡，可适当延长放松时间或听舒缓音乐助眠。

（四）精神调摄

平和质的人，精神状态积极乐观、精力充沛，遇怒不怒，遇悲不悲，遇恐不恐，遇惊不惊，不妄忧思，这是一种理想境界，需要长期努力，根据不同年龄时期的性格特点逐步磨炼而成。中医认为心态平和是人向平和质靠拢的制胜法宝。《黄帝内经》云："外不劳形于事，内无思想之患，以恬愉为务，以自得为功，形体不敝，精神不散，亦可以百数。"

平和质的个体，脏腑阴阳气血趋于均衡稳定，机体适应环境的能力以及抵抗疾病的能力较强，精神愉悦、乐观开朗。但在日常生活中，精神刺激和情志变化是不可避免的，因此，学会调摄精神，避免不良情绪，对增进健康十分重要。比如寄情于琴棋书画，陶冶性情，振奋精神，调节心理，以保持心情愉快、精神饱满。

（五）经络养生

1. 选穴

可选用足三里、三阴交、涌泉等穴位，以舒经活络、行气活血。

2. 取穴

（1）足三里：犊鼻下 3 寸，距胫骨前嵴外缘一横指（中指）。可补中益气，健脾和胃，理气降逆，为强壮保健要穴。

（2）三阴交：位于小腿内侧，内踝尖上 3 寸，胫骨内侧缘后际，可益气健脾，培补肝肾。

（3）涌泉：位于足底，屈足卷趾时足心最凹陷中。可滋肾清热，降逆通络，缓解疲劳。

3. 操作方法

用拇指指腹按揉，力度适中，每个穴位按揉 3～5 分钟，以局部有酸胀感为宜；或选择以上穴位，实施穴位敷贴；或配合扶阳罐疗法，以温灸、温推、温刮手法结合。

（六）药浴调理

可采用黄芪 20g，当归、葛根、络石藤、夜交藤各 15g，红花、山椒各 10g，煮水 20 分钟，再足浴泡脚 20 分钟。

（七）其他调理

平和质者患病较少，且病变多为邪实。若患疾病时，以辨病、辨证论治为主，重在及时治疗，防止因疾病导致体质偏颇。

第三节　阳虚质：扶阳驱寒是关键

阳虚质是指由于机体阳气不足，失于温煦，以形寒肢冷等虚寒现象为主要特征的体质状态。其不适表现为阳虚症状，且以肾阳虚为主，兼及心脾。一般阳虚质者易感寒湿邪为病，比其他体质的人更容易患痰饮、肿胀、泄泻、性欲冷淡、月经不调、宫寒不孕、阳痿、惊悸等病。

一、体质特征：怕冷星人，脂肪像穿了羽绒服

形体白胖或面色淡白无华，平素怕寒喜暖、四肢倦怠；小便清长或夜尿频多、大便时稀或常腹泻；或口唇清淡、口不易渴或喜热饮；或易自汗出、精神不振、睡眠偏多；或阳痿滑精、宫寒不孕；脉沉迟而弱、舌淡胖；或见腰脊冷痛、下利清谷；或咳清稀的泡沫样痰，常吐清水。

二、综合调理：暖胃茶 + 艾灸 = 冰坨体质逆袭

（一）起居调养

阳虚质人群适应寒冬之能力差，稍微转凉，即觉冷不可受。因此，起居养

生要“避寒就温”，在春夏之季，注意培补阳气，多晒太阳，“无厌于日”，不可贪食冷饮或室外露宿，睡眠时不要让电扇/空调直吹。起居要保暖，不宜在阴暗、潮湿、寒冷的环境下长期工作和生活，居住环境应空气流通，以温和的暖色调为宜。平时注意足部、背部及下腹部丹田部位的防寒保暖，坚持睡前用热水泡脚的好习惯，水温 40～45℃为宜，水量以淹没踝部为度，双脚浸泡 15 分钟左右。防止出汗过多，在阳光充足的情况下适当进行户外活动。睡觉前尽量不要饮水，并将小便排净。

（二）饮食调养

宜多食益气扶阳之品，如羊肉、猪肚、鸡肉、带鱼、狗肉、鹿肉、黄鳝、虾（龙虾、对虾、青虾、河虾等）、刀豆、核桃、栗子、韭菜、茴香等，上述食物可补五脏，温阳气，强壮体质。

平素少食生冷黏腻之品，中医强调“春夏养阳，秋冬养阴”，故即使在盛夏亦不宜过食寒凉之品。绿茶偏寒性，故少喝绿茶，可适量饮红茶。苦瓜属于蔬菜里偏寒凉之品，较伤脾胃阳气，可采用煮或煲的方法，以除寒凉；凉拌苦瓜加适量姜丝和蒜，可以缓解苦瓜的寒凉之性。水果建议选择樱桃、龙眼等。

1. 药膳推荐

（1）暖胃茶

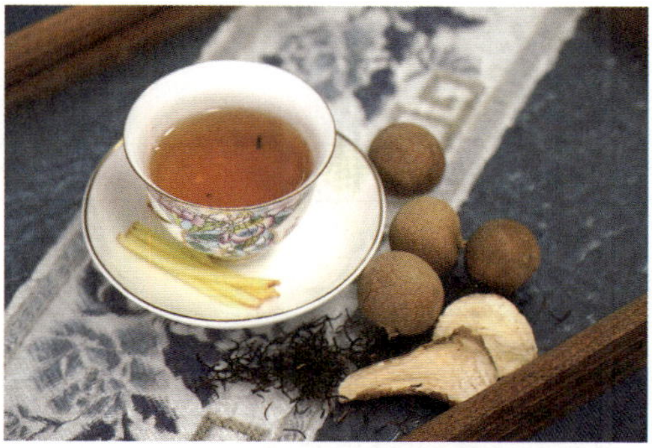

【原料】红茶 5g，桂圆 5g，生姜 3g，白术 6g，红枣 5g。

【制法】沸水泡服。

【功效】温阳散寒，补气养血。

（2）当归生姜羊肉汤

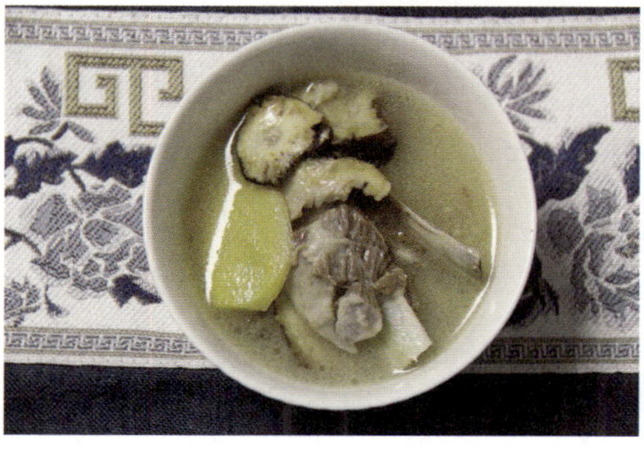

【原料】当归 20g，生姜 30g，羊肉 500g，黄酒、食盐等调味品各适量。

【制法】当归洗净，用清水浸软，切片备用。生姜洗净，切片备用。羊肉剔去筋膜，放入开水锅中略烫，除去血水后捞出，切片备用。当归、生姜、羊肉放入砂锅中，加入清水、黄酒，旺火烧沸后撇去浮沫，再改用小火炖至羊肉熟烂即可加入食盐等调味品食用。

【功效】温阳散寒，养血补虚。

2. 食谱推荐

早餐			10.45g 脂肪，21.55g 蛋白质，60.95g 碳水化合物
五黑混合麦片（配合牛奶冲泡服食）	50g	178 千卡	3.6g 脂肪，6g 蛋白质，27.5g 碳水化合物
脱脂牛奶	250mL	82 千卡	0.5g 脂肪，7.2g 蛋白质，12g 碳水化合物
煮鸡蛋 1 个	50g	75 千卡	5.95g 脂肪，6.15g 蛋白质，1.05g 碳水化合物
樱桃两份	200g	92 千卡	0.4g 脂肪，2.2g 蛋白质，20.4g 碳水化合物
中餐			8.3g 脂肪，29g 蛋白质，56.6 碳水化合物
白米饭	100g	116 千卡	0.3g 脂肪，2.6g 蛋白质，25.9g 碳水化合物
青椒炒牛肉	100g	91 千卡	3.4g 脂肪，11.7g 蛋白质，3g 碳水化合物
水煮白菜	200g	40 千卡	0.4g 脂肪，2.8g 蛋白质，6g 碳水化合物
水煮青菜	200g	28 千卡	0.6g 脂肪，2.8g 蛋白质，4.8g 碳水化合物
香菜拌豆芽	200g	70 千卡	2.4g 脂肪，4.2g 蛋白质，10.2g 碳水化合物
虾皮紫菜汤	300g	57 千卡	1.2g 脂肪，4.9g 蛋白质，6.7g 碳水化合物
晚餐			9.0g 脂肪，26.8g 蛋白质，52.43g 碳水化合物
荞麦面	50g	75 千卡	0.7g 脂肪，3g 蛋白质，14.3g 碳水化合物
小鸡炖蘑菇	100g	102 千卡	5g 脂肪，8g 蛋白质，10.73g 碳水化合物
水煮油麦菜	200g	32 千卡	0.8g 脂肪，2g 蛋白质，4g 碳水化合物
清炖羊肉汤	200g	138 千卡	2.2g 脂肪，12g 蛋白质，1.4g 碳水化合物
干龙眼肉 1 份	30g	95 千卡	0.3g 脂肪，1.8g 蛋白质，22g 碳水化合物

（三）运动调理

1. 运动原则

（1）“动则生阳”，故阳虚体质之人，要加强体育锻炼，每天进行 1～2 次体育锻炼，具体项目因体力强弱而定。选择项目应如散步、慢跑、骑自行车、瑜伽、太极拳、五禽戏、八段锦等柔缓运动，但注意微汗为度，不要大量出汗，勿使阳气过耗。

（2）阳光下运动可补阳。宜在阳光充足的环境下进行户外活动，避开阴冷潮湿如游泳池、地下室等。

（3）秋冬季节运动“必待阳光”，不宜太早，并注意避风避寒。

（4）传统功法，如八段锦，在完成整套动作后将“五劳七伤往后瞧”和“两手攀足固肾腰”加做 1～3 遍，可以振奋阳气，促进阳气的生发和流通。

（5）每天晚上 22:30 前睡觉，睡前不要剧烈运动。

2. 运动注意

（1）夏季运动预防中暑，冬季应避免在大风、大寒、大雾、大雪及空气污染的环境中锻炼。

（2）每天运动时不宜汗出过多、过急。特别在秋冬季节微汗即可，循循排出避免伤阳。运动完应及时擦干汗液，更换被浸湿的衣物，止汗后热水冲洗。运动出汗较多时，禁止立即吹空调、风扇，也不要立即冲凉。

3. 基本方案推荐

（1）早晨 6～9 点：选择阳光充足、避风处进行慢跑或快走，以身体微微发热出汗为宜，时间 30～40 分钟，消耗 150～250 千卡热量。

【注意事项】运动前做好热身，注意调整呼吸节奏和步伐，穿着保暖装备，保护好头部、颈部和腰部，遇恶劣天气改为室内适当运动。

（2）中午 12～14 点：保证午休 30～45 分钟，让身体充分恢复；或在午睡前做还阳卧。

【注意事项】不宜剧烈运动，以免损耗阳气。若做还阳卧，要选取硬板床或瑜伽垫，需注意宁心定意，可以用“吸、抵、撮、闭”的方法来收心，“吸”是吸气；“抵”是舌抵上颚；“撮”是提肛；“闭”是闭目上视头顶，闭住气，手指和脚趾蜷曲用力。若出现兴奋的感觉，把注意力放在膻中穴（两乳房连线中），一会儿便可宁静下来。青年人不适宜做，可能出现遗精等情况，同时有腰椎、腿部疾病的患者应根据自身情况选做。

（3）下午 16～17 点：散步，时间 30～60 分钟，消耗 100～200 千卡；或体重操，持续 55 分钟左右，消耗约 300 千卡；或慢跑 15～30 分钟，消耗 90～180 千卡。

【注意事项】若选择散步，可有意识地尝试腹式呼吸，对缩小腰围有一定帮助。若选择做体重操，需要热身，完成后做拉伸运动；初次做完可能会出现全身酸痛的情况，可以休息 1～3 天再进行。若选择慢跑，要掌握慢跑的动作要领和呼吸节奏，体重过重人群不适合长时间跑步，以免损伤膝盖。在跑步之前做一做拉伸运动，可以避免肌肉酸痛。运动完后及时补充水分。适应后练三天休息一天。

（4）睡前 20～22 点：使用 40～45℃热水泡脚，时间 15～20 分钟，然后进行 5～10 分钟足底按摩，可按摩涌泉等穴位，消耗 20～30 千卡热量；或还阳卧，持续 10 分钟左右，消耗约 30 千卡；或仙人揉腹 7 遍，持续 15 分钟左右，消耗约 40 千卡。

【注意事项】泡脚水位没过脚踝，按摩力度适中，保持卧室温暖干燥，若泡脚过程中出现不适，应立即停止并告知家人。

（四）精神调摄

阳虚体质，常表现出情绪不佳，多低沉、沮丧、善悲。“精神之于形骸，犹国之有君也”，意思是精神能统领身体。建议阳虚质人群多看喜剧、晒太阳，和朋友家人聚会或者聊天，品美食、郊游、常善言。要避免忧思过度、过分焦虑，学会给自己减压，保持愉悦的心情，促进阳气生发。在日常生活中，可多听诸如《黄河大合唱》等激昂、高亢、豪迈的音乐，还可以选择优美、畅快的旋律或轻音乐。

（五）经络养生

1. 选穴

可选用关元、阳池、命门、阳谷等穴位，可补肾培元、温阳固脱。

2. 取穴

（1）关元：位于脐下 3 寸，前正中线上，可补肾培元，温阳固脱。

（2）阳池：位于腕后区，腕背侧远端横纹上，指伸肌腱的尺侧缘凹陷中，可疏调三焦，清热泻火，疏经通络。

（3）命门：位于腰部后正中线上，第 2 腰椎棘突下凹陷，可温肾壮阳，强健腰膝。

（4）阳谷：位于手腕尺侧，在尺骨茎突与三角骨之间的凹陷处，可安神定惊，清热通络。

3. 操作方法

用拇指指腹按揉，力度适中，每个穴位按揉 3～5 分钟，以局部有酸胀感为宜；或选择以上穴位，实施穴位敷贴；或配合扶阳罐疗法，以温灸、温推、温刮手法结合。

（六）药浴调理

可采用干姜 20g、茯苓 10g、桂枝 15g、白术 15g、泽泻 15g、丹参 30g、海风藤 15g、艾叶 15g，煮水 20 分钟，并倒入少量白酒（20mL）一起足浴泡脚 20 分钟，注意微汗为度，泡脚完毕及时擦干汗液。

（七）其他调理

可选用补阳祛寒、温养脾肾之品，如金匮肾气丸、右归丸、附桂八味丸等中成药，但要在医生指导下服用。若偏脾阳虚者，可选理中丸：偏心阳虚者，宜用心宝丸：偏肾阳虚者，宜服金匮肾气丸、全鹿丸等：脾肾两虚者可选用济生肾气丸等。

第四节　阴虚质：补水降火才是核心

阴虚质是指常有体内阴液不足、虚热内生的体质。其不适表现为阴虚症状，常以肾阴虚为主，兼及肝、心、肺、胃。处于此种体质状态的人群，性情急躁，厌恶炎热与夏天，易感温热暑邪为病。肺阴不足者，难耐秋令燥气，易致肺燥咳嗽，一旦感受温燥之邪，常迅速入里化热，伤及肝肾之阴，喜进甘寒之品。易出现痤疮、黄褐斑、失眠、黑眼圈、便秘、口臭、咽痛等症状；临床发现阴虚质虽然不易胖，但是血液黏度易偏高，也容易患“三高”类病症。

一、体质特征：外干内热，身体总像在“烧干锅”

形体偏瘦，皮肤弹性差，毛发枯焦。或口干舌燥，口渴咽干，眩晕耳鸣，大便秘结，小便短赤，或五心烦热，盗汗，腰膝酸软，性格急躁，情绪亢奋。或男子遗精，女子经少，甚则出现鼻衄、倒经等症。舌质红，苔少，脉细数。或见胁痛眼涩，视物模糊；或见心悸健忘，失眠多梦；或见干咳少痰，咽痛音哑；或见饥不欲食。

二、综合调理：滋阴不踩雷，瘦得水润透亮

（一）起居调养

起居应有规律，保证充足的睡眠时间，避免熬夜，以藏养阴气。居住环境宜安静，高度紧张的工作、剧烈运动、高温酷暑等环境均应尽量避免，勿长期处于炎热环境，室温在 14～26℃为宜。节制房事，惜阴保精。不宜洗桑拿、泡温泉。多练习腹式呼吸，加强腹部任脉经气的畅通，有助于交通心肾，改善睡眠。

（二）饮食调养

遵循保阴潜阳的原则，宜多食芝麻、糯米、蜂蜜、乳品、甘蔗、蔬菜、豆腐、鱼类等清淡滋阴之品，少吃葱、姜、蒜、辣椒等辛辣燥烈之品。尤在秋冬季节少食助热之品，如火锅以及辛香燥热之品。进食速度不要过快，特别是不要吃宵夜，三餐宜规律，早餐要吃好，中餐要吃饱，晚餐适量吃。

1. 药膳推荐

（1）三汁饮

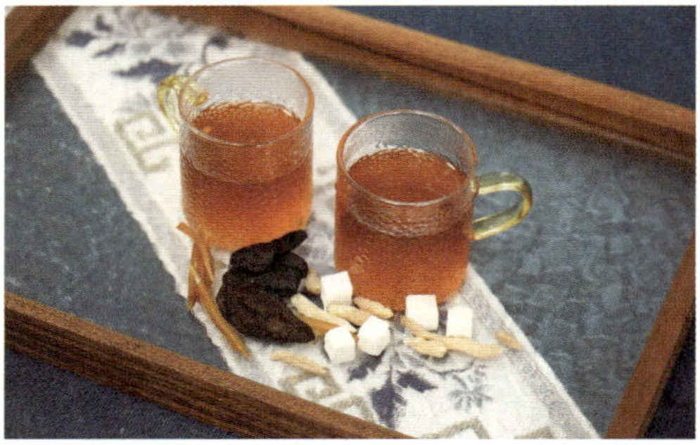

【原料】生黄精 10g，生地黄 10g，鲜天门冬 10g，白茯苓 10g，蜂蜜适量。

【制法】茯苓研末。将黄精、生地黄、天门冬榨汁混匀，文火煎药汁至减半，加入蜂蜜拌匀再加茯苓末，再熬成膏状即可。

【功效】养阴生津。

（2）冰糖五果羹

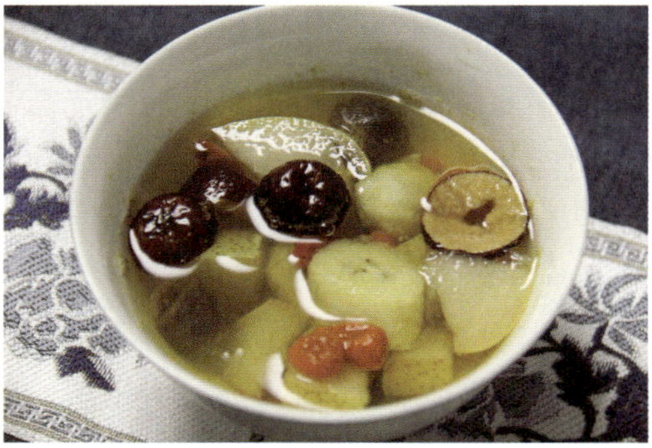

【原料】雪梨（不去皮）500g，香蕉 100g，红枣 2 枚，龙眼肉、枸杞子适量。

【制法】先将红枣、龙眼肉、枸杞子共煮开 10 分钟，待温后，将雪梨、香蕉切碎，放入温开水中，加冰糖适

量，即可进食。

【功效】补虚生津，滋阴养血。

2. 食谱推荐

早餐			23.3g 脂肪，27.7g 蛋白质，65.3g 碳水化合物
麦片 （配合牛奶冲泡服食）	50g	184 千卡	3.7g 脂肪，6.2g 蛋白质，37g 碳水化合物
水煮鸡蛋 2 个	约 100g	150 千卡	11.9g 脂肪，12.3g 蛋白质，2.1g 碳水化合物
全脂牛奶	250mL	82 千卡	7.3g 脂肪，7.2g 蛋白质，12g 碳水化合物
草莓 1 份	200g	64 千卡	0.4g 脂肪，2g 蛋白质，14.2g 碳水化合物
中餐			3.5g 脂肪，29.6g 蛋白质，59.5g 碳水化合物
粳米饭	100g	118 千卡	0.3g 脂肪，2.6g 蛋白质，26.2g 碳水化合物
水煮基围虾	100g	98 千卡	1.3g 脂肪，17.2g 蛋白质，4g 碳水化合物
水煮西蓝花	100g	27 千卡	0.6g 脂肪，3.5g 蛋白质，3.7g 碳水化合物
水煮油麦菜	200g	32 千卡	0.8g 脂肪，2g 蛋白质，4g 碳水化合物
水煮白菜	200g	40 千卡	0.4g 脂肪，2.8g 蛋白质，6g 碳水化合物
百合山药粥	200g	70 千卡	0.1g 脂肪，1.5g 蛋白质，15.6g 碳水化合物
晚餐			6.7g 脂肪，33.7g 蛋白质，37.8g 碳水化合物
荞麦面	50g	75 千卡	0.7g 脂肪，3g 蛋白质，14.3g 碳水化合物
水煮鸡胸肉	100g	115 千卡	1.8g 脂肪，23.9g 蛋白质，1g 碳水化合物
素炒青菜	200g	62 千卡	3.6g 脂肪，2.8g 蛋白质，6g 碳水化合物
番茄紫菜汤	200g	26 千卡	0.2g 脂肪，2g 蛋白质，4.9g 碳水化合物
圣女果	200g	50 千卡	0.4g 脂肪，2g 蛋白质，11.6g 碳水化合物

（三）运动调理

运动勿大汗。适合做有氧运动，可选择太极拳、太极剑、易筋经等动静结合的中式传统健身项目。锻炼时要控制出汗量，及时补充水分，不宜汗蒸桑拿，避免大汗进一步损失津液。

1. 运动原则

（1）宜做中小强度、间断性的运动项目，如散步（每日坚持 30 分钟以上）、慢跑、有氧健身操等，注意控制出汗量、及时补充水分。

（2）可选择八段锦，在完成八段锦整套动作后将“摇头摆尾去心火”和“两手攀足固肾腰”加做 1～3 遍；也可选择太极拳、太极剑等。由于任脉为“阴脉之海”，阴虚质者平时可以多做扩胸运动，让整个胸腔随之开合，加强胸部锻炼，有助于任脉的畅通。

（3）多练习腹式呼吸，加强腹部任脉经气的畅通。

（4）睡眠欠佳者在睡前 3 小时内不要做剧烈运动，运动应以传统功法为主。

2. 运动注意

（1）阴虚质由于体内津液精血等不足，所以运动时多容易出现口干舌燥、面色潮红、小便少等症状，故应注意及时补充水分。

（2）不宜进行大强度、大运动量的锻炼，避免在炎热的夏天或闷热的环境中运动，以防汗出过多而损伤阴液。

（3）运动时注意控制出汗量，及时补充水分，喝水时要小口进水，不要一次性大量饮水。出汗后及时擦汗换衣服，不可立即洗澡。

3. 基本方案推荐

（1）早晨 6～9 点：在空气清新、环境幽静处散步，时间 30～40 分钟，配合深呼吸练习，消耗 100～150 千卡热量。

【注意事项】穿着舒适透气衣物鞋子，避免阳光直射，随身携带温水少量多次饮用，防止出汗过多导致阴液亏损加重。

（2）中午 12～14 点：午休 30～45 分钟。

【注意事项】不宜剧烈运动，防止加重阴虚症状。

（3）下午 16～17 点：可进行室内瑜伽练习 40～50 分钟，选择温和舒缓体式，消耗 150～200 千卡热量。

【注意事项】保持室内空气流通温度适宜，避免高温闷热环境，运动中注意呼吸与动作配合，避免过度用力疲劳，运动结束后适当放松休息，可喝滋阴润燥之品。

（4）睡前 20～22 点：冥想放松练习 10～15 分钟，平躺在床上，闭眼专注呼吸，排除杂念，消耗 10～20 千卡热量。

【注意事项】保持卧室凉爽安静舒适，使用轻柔音乐或自然音效辅助，若冥想时心烦意乱，不要强迫自己，可暂停后再尝试。

（四）精神调摄

阴虚体质的人容易心烦、急躁，要学会控制情绪，保持内心的平静，不断地加强自我修养，培养自己的耐性，尽量减少与人争执、动怒。可以通过练习书法、绘画等方式来修身养性，当情绪波动时，尝试深呼吸，让自己冷静下来。有条件者可选择在环境清新凉爽的海边或山林等地旅游休假。多听些节奏舒缓的轻音乐，如小夜曲等。

（五）经络养生

1. 选穴

可选用太溪、三阴交、大敦穴位，可滋阴益肾。

2. 取穴

（1）太溪：位于内踝尖与跟腱之间的凹陷处，可回阳益肾，调理冲任。

（2）三阴交：位于小腿内侧，内踝尖上 3 寸，胫骨内侧缘后方，可益气健脾，培补肝肾。

（3）大敦：位于足大趾末节外侧，趾甲根角侧后方 0.1 寸（指寸），可醒神回厥，清利湿热，理气疏肝。

3. 操作方法

用拇指指腹按揉，力度适中，每个穴位按揉 3～5 分钟，以局部有酸胀感为宜；或选择以上穴位，实施穴位敷贴；或配合扶阳罐疗法，以温灸、温推、温刮手法结合。

（六）药浴调理

可采用熟地黄 15g、山茱萸 15g、生山药 15g、牡丹皮 12g、茯苓 12g、泽泻 12g、地骨皮 15g、百合 20g，煮水 20 分钟，并倒入少量陈醋（20mL）一起足浴泡脚 15 分钟，注意微汗为度，不可大汗。

（七）其他调理

可选用六味地黄丸或知柏地黄丸、左归丸等中成药，但具体的用药剂量和疗程需要根据个人体质和症状由医生来判断。

第五节　气郁质：疏肝解郁才能瘦出好心情

气郁质是由于长期情志不畅、气机郁滞而形成的以性格内向不稳定、忧郁脆弱、敏感多疑为主要表现的体质状态。处于这种体质状态者，多见于中青年，以女性多见，性格多孤僻内向，易多愁善感，气量较狭小。气郁质者的发病以肝为主，兼及心、胃、大肠、小肠。易伤情志及饮食，易产生气机不畅，如郁病、失眠、梅核气、惊恐等病症。

一、体质特征：一焦虑就暴食，肉全长在腰和胸

面色晦黯或黄，对精神刺激适应能力差，平时容易忧郁寡欢，喜叹息，易于激动，多烦闷不乐。或有胸胁胀满，或胸腹部走窜疼痛。食量偏少，食后常感胀满不适，多呃逆，睡眠较差，大便多干且无规律，妇女常有月经不调和痛经，经前乳胀，舌质偏黯，苔薄白，脉弦。遇到压力或心情不好时，喜欢吃美食减压，因此容易出现“压力肥”。

二、综合调理：玫瑰花茶 + 敲胆经 = 赶走压力肥

（一）起居调养

居住环境宜安静，保证充足睡眠，睡前避免饮用浓茶、咖啡等刺激性饮品。春季应早睡早起，多参加户外活动，如踏青、放风筝等，使阳气得以舒展。衣着宜宽松，以利于气血流通。

（二）饮食调养

多食用具有理气解郁、调理脾胃功能的食物，杂粮类如大麦、荞麦、高粱；蔬菜可多吃刀豆、蘑菇、萝卜、洋葱、苦瓜、丝瓜等；水果适合吃柑橘、柠檬；宜丁香、茉莉花、玫瑰花等泡水代茶饮。不宜吃甘薯、芋艿、蚕豆、栗、甜食等容易引起腹部胀气的食物。

1. 药膳推荐

（1）萝卜丝饼

【原料】鲜萝卜连皮 250g，蘑菇 50g，姜、葱、盐、食用油、面粉适量。

【制法】鲜萝卜洗净切丝，加蘑菇丝，生姜丝，或葱和盐少许，拌成馅。然后将面粉和水和成面团，将上述馅填入，制成夹心饼，放入油锅内，烙熟即成。

【功效】理气消食。

（2）橘朴玫瑰花茶

【原料】橘络、厚朴、玫瑰花各 3g，党参 6g。

【制法】制成粗末，放入茶杯中用沸水冲泡 10 分钟即可。

【功效】行气解郁，健脾化痰。

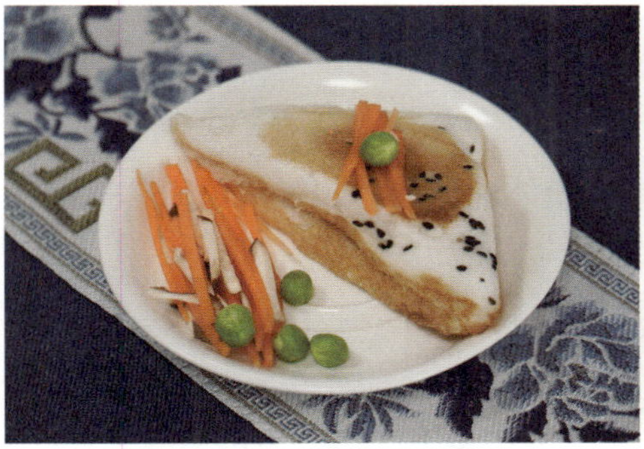

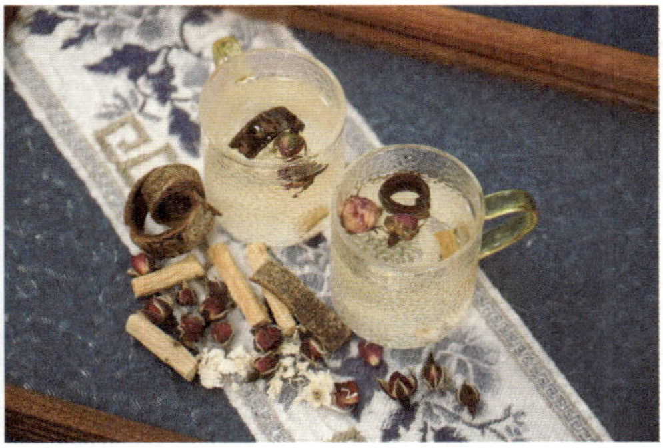

2. 食谱推荐

早餐			9.05g 脂肪，23.15g 蛋白质，65.15g 碳水化合物
全麦吐司	70g	178 千卡	2.4g 脂肪，8.4g 蛋白质，30.1g 碳水化合物
水煮鸡蛋 1 个	约 50g	75 千卡	5.95g 脂肪、6.15g 蛋白质，1.05g 碳水化合物
脱脂牛奶	250mL	82 千卡	0.5g 脂肪，7.2g 蛋白质，12g 碳水化合物
香蕉	100g	93 千卡	0.2g 脂肪，1.4g 蛋白质，22g 碳水化合物
中餐			12.42g 脂肪，21.57g 蛋白质，49.71g 碳水化合物
荞麦面	50g	75 千卡	0.7g 脂肪，3g 蛋白质，14.3g 碳水化合物
芹菜炒肉	100g	93 千卡	3.7g 脂肪，5.5g 蛋白质，5.5g 碳水化合物
西蓝花	100g	27 千卡	0.6g 脂肪，3.5g 蛋白质，3.7g 碳水化合物
清炒白菜	200g	62 千卡	4.2g 脂肪，3.2g 蛋白质，7.6g 碳水化合物
西蓝花炒胡萝卜	200g	70 千卡	3g 脂肪，4.5g 蛋白质，9.6g 碳水化合物
百合银耳莲子汤	100g	43 千卡	0.22g 脂肪，1.87g 蛋白质，9.01g 碳水化合物
晚餐			7.77g 脂肪，25.77g 蛋白质，41.55g 碳水化合物
蒸玉米	100g	84 千卡	0.72g 脂肪，2.4g 蛋白质，13.68g 碳水化合物
凉拌鸡胸肉	100g	121 千卡	1.9g 脂肪，18.2g 蛋白质，4g 碳水化合物

续表

佛手三丝	200g	64 千卡	3.1g 脂肪，2.6g 蛋白质，8g 碳水化合物
菠菜鸡蛋汤	100g	25 千卡	1.45g 脂肪，1.77g 蛋白质，1.37g 碳水化合物
猕猴桃	100g	61 千卡	0.6g 脂肪，0.8g 蛋白质，14.5g 碳水化合物

（三）运动调理

气郁体质应该尽量增加户外活动和社交，能够放松身心，和畅气血。坚持一些运动量较大的运动锻炼非常有好处，比如篮球、足球、羽毛球等的球类活动，或者骑车活动，最好选择有运动量的集体活动。运动时应注意呼吸调节，使气得以顺畅。

1. 运动原则

（1）每天坚持适量的体育锻炼，多参加集体性活动，如跳广场舞、打球等人多的活动，有益于释放心情。

（2）运动可以选择大强度、大负荷的锻炼，作为一种发泄手段，如跑步、登山、游泳、打球等。

（3）传统功法如太极拳、五禽戏、瑜伽、八段锦等皆可。可练习“六字诀”中的“嘘”字功；还可以进行磨面、叩齿、甩手、扩胸运动、敲胆经及打坐放松训练等。

（4）运动过程中若大量出汗，建议及时使用干毛巾擦干汗液。

2. 运动注意

（1）避免过于疲劳。

（2）运动过程保持平和心态，忌跟人较劲、争执，保持心情舒畅。

（3）多参加社会活动、集体项目活动。

（4）天人合一，多融入自然，适合在阳光适宜的室外参与体育活动。

3. 基本方案推荐

（1）早晨 6～9 点：参加集体性晨练活动如广场舞、交谊舞等，时间 30～40 分钟，消耗 150～250 千卡热量。

【注意事项】选择人员较多、环境开阔、音乐欢快的场地，穿着舒适而便于活动的服装和鞋子，积极参与互动交流，放松心情，避免独自运动致情绪更低落。

（2）中午 12～14 点：午休时间 30～45 分钟，不宜运动，缓解上午紧张情绪，恢复精力。

【注意事项】注意午休时心态放松，可听舒缓音乐助眠。

（3）下午 16～17 点：可进行登山或户外徒步活动，亲近大自然，时间 30～40 分钟，消耗 200～300 千卡热量。

【注意事项】选择风景优美、空气清新、坡度适中的路线或小径，穿着合适的运动鞋和服装，携带足够的水和防护用品，登山中步伐稳健，根据体力调整速度，避免过度疲劳和受伤，同时欣赏风景以舒缓情绪。

（4）睡前 20～22 点：听舒缓柔和音乐，同时进行简单头部按摩，如按摩太阳穴、百会穴等，帮助放松身心，缓解情绪压力，时间 10～15 分钟，消耗 10～20 千卡热量。

【注意事项】保持卧室安静舒适温馨，灯光调暗，营造宁静睡眠氛围。若情绪波动大，难以入睡，可尝试深呼吸或冥想放松，心态平和，安然入睡。

（四）精神调摄

根据《内经》“喜胜忧”的原则，应主动寻求快乐，多接触不同人群，广交朋友，尤其是多与一些性格开朗、情绪乐观、心理健康的朋友交往，形成性格互补，逐渐使心胸开阔。培养开朗、豁达的性格，多参加社交活动，及时宣泄不良情绪，可通过旅游、听音乐、绘画等方式放松心情，转移注意力，避免情绪过度郁结。常看喜剧、滑稽剧，以及富有鼓励、激励意义的电影、电视，勿看悲剧、苦剧。

（五）经络养生

1. 选穴

可选用期门、太冲、行间等穴位；平常可以坚持拍打胆经，以疏肝理气，减脂消滞。

2. 取穴

（1）期门：位于胸部，乳头直下第 6 肋间隙，前正中线旁开 4 寸，可疏肝解郁。

（2）太冲：位于足背，第 1、2 跖骨间，跖骨底结合部前方凹陷处，或触及动脉搏动，是肝经原穴，可平肝熄风，疏肝理气。

（3）行间：位于足背侧，在第 1、2 趾间的趾蹼缘后方赤白肉际处，可平肝熄风，凉血活络，清利下焦。

3. 操作方法

用拇指指腹按揉，力度适中，每个穴位按揉 3～5 分钟，以局部有酸胀感为宜；或选择以上穴位，实施穴位敷贴；或配合扶阳罐疗法，以温灸、温推、温刮手法结合。

（六）药浴调理

可采用酸枣仁 20g、佛手 15g、柴胡 10g、炒决明子 30g、赤芍 20g、枳实 15g、香附 15g、昆布 15g、肉桂 10g、黄连 6g，煮水 20 分钟，并倒入少量白醋（20mL）一起足浴泡脚 20 分钟，注意泡脚完毕及时擦干汗液。

（七）其他调理

可适当服用逍遥丸等疏肝理气的中成药，但需在医生指导下使用。也可采用中药泡脚的方法以疏肝理气、安神助眠。

第六节　血瘀质：活血化瘀加速瘦身

血瘀质指体内因气血运行不畅或瘀血内阻形成的体质状态，血瘀质人群容易出现脏腑、组织的血液循环障碍。处于这种体质状态者，常见肤色晦黯、唇色发绀、舌色紫黯，易伤于七情或劳逸，多见于妇女产后、失血者和老年人。血瘀质发病以心、肝、女子胞为主，兼及诸脏及身体各部。易致黄褐斑、痤疮、痛经、黑眼圈等症状，气虚血瘀、气滞血瘀者易患肥胖、卒中、冠心病、脂肪肝、多囊卵巢综合征等病症。

一、体质特征：肉硬腿粗，减肥像在挤牙膏

血瘀质者往往性格内郁，易心情不快，烦躁健忘，平素面色晦黯，皮肤干燥，偏黯或色素沉着，易出现瘀斑。女性多见痛经、闭经，或经血中多凝血块，或紫黑有块、崩漏，或有出血倾向，舌质紫黯，有瘀点或片状瘀斑，舌下络脉

可有曲张。单纯血瘀质并不易胖，但是当血瘀质与痰湿质等兼夹形成痰瘀互结体质时，很容易出现皮黑腹大、肉硬腿粗之肥胖态。

二、综合调理：药浴泡脚 + 山楂茶 = 淤堵体质瘦超快

（一）起居调养

作息规律，避免熬夜，建议每天晚上泡脚，保证夜间睡眠质量，利于气血在夜间的修复与运行。“血得温则行，遇寒则凝”，血瘀质应特别注意保暖，尤其是在寒冷季节，及时添加衣物，避免寒邪侵袭加重血瘀。

（二）饮食调养

饮食的原则宜疏利气血，忌固涩收敛。选用具有活血化瘀功效的食物，如黑豆、黄豆、山楂、香菇、茄子、油菜、羊血、芒果、番木瓜、黄酒、葡萄酒、白酒等；忌生冷寒凉类食物及过食酸涩，以免涩滞血脉。不宜骤进大补，以免壅滞气血。可适量饮用葡萄酒，既能活血化瘀，又有一定保健作用。烹饪时可适当加入一些活血化瘀的香料，如桂皮、八角等，但不宜过多。

1. 药膳推荐

（1）山楂茶

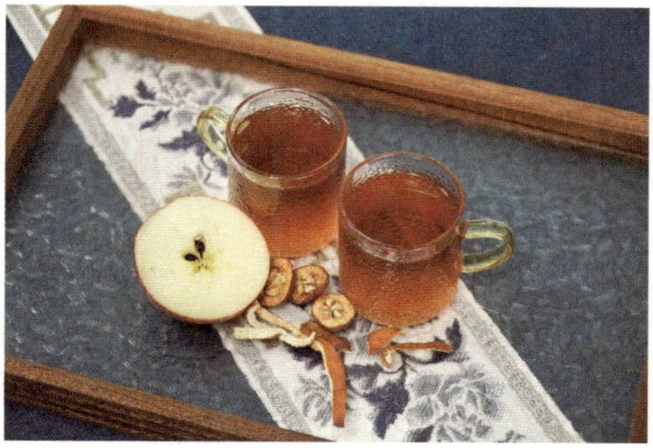

【原料】山楂 10g，陈皮 5g，苹果 1 个。

【制法】将山楂、陈皮洗净，苹果去核切片，倒入养生壶，加水 800mL，煮 15 分钟即可。

【功效】理气消滞。

（2）韭菜鲜藕炒木耳

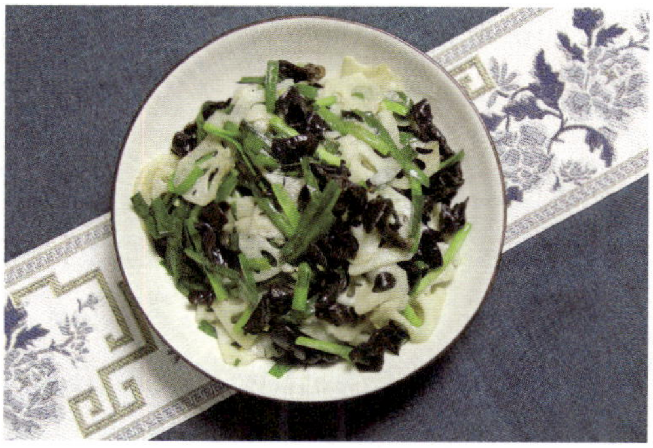

【原料】韭菜段 50g，鲜藕片 250g，净水发黑木耳 10g，植物油、姜末各适量。

【制法】锅内倒植物油烧热，放入韭菜段、藕片、黑木耳、姜末，炒熟即可。

【功效】补脾和胃，散瘀和血。

2. 食谱推荐

早餐			14.9g 脂肪，28.6g 蛋白质，61.1g 碳水化合物
全麦吐司	70g	178 千卡	2.4g 脂肪，8.4g 蛋白质，30.1g 碳水化合物
益母草鸡蛋 2 个	约 100g	150 千卡	11.9g 脂肪、12.3g 蛋白质，2.1g 碳水化合物
脱脂牛奶	250mL	82 千卡	0.5g 脂肪，7.2g 蛋白质，12g 碳水化合物
刺梨	100g	63 千卡	0.1g 脂肪，0.7g 蛋白质，16.9g 碳水化合物
中餐			14.3g 脂肪，39.1g 蛋白质，38.1g 碳水化合物
荞麦面	50g	75 千卡	0.7g 脂肪，3g 蛋白质，14.3g 碳水化合物
清蒸鸡胸肉	100g	115 千卡	1.8g 脂肪，23.9g 蛋白质，1g 碳水化合物
水煮白菜	200g	40 千卡	0.4g 脂肪，2.8g 蛋白质，4.8g 碳水化合物
清炒油菜	300g	87 千卡	4.2g 脂肪，4.2g 蛋白质，6g 碳水化合物
炒上海青	300g	91 千卡	5.1g 脂肪，4.2g 蛋白质，9g 碳水化合物
西红柿丝瓜汤	300g	36 千卡	2.1g 脂肪，1g 蛋白质，3g 碳水化合物
晚餐			3.4g 脂肪，30.8g 蛋白质，38.3g 碳水化合物
粳米粥/粳米饭	50g	59 千卡	0.3g 脂肪，1.3g 蛋白质，13g 碳水化合物
水煮虾仁	100g	93 千卡	0.8g 脂肪，18.6g 蛋白质，2.8g 碳水化合物
水煮西蓝花	250g	67 千卡	1.5g 脂肪，8.7g 蛋白质，9.2g 碳水化合物
番茄紫菜汤	200g	26 千卡	0.2g 脂肪，2g 蛋白质，5g 碳水化合物
芒果	100g	35 千卡	0.6g 脂肪，0.2g 蛋白质，8.3g 碳水化合物

（三）运动调理

多做有益于疏通血脉的运动，不宜剧烈运动，可采用中小负荷、多次数锻炼。如健步走、舞蹈、太极拳、八段锦、动桩功、长寿功等就能促进气血运行，振奋阳气，均可实施，但要避免冬泳或者冷水澡，以免加重气血郁滞。总以全身各部都能活动，以助气血运行为原则。运动时间可选择在阳光充足的时段，如上午 9～11 点或下午 15～17 点，此时阳气较盛，更有利于气血推动。

1. 运动原则

（1）多采用有益于促进气血运行的运动项目，如各种舞蹈、步行健身法、徒手健身操等。

（2）传统功法有太极拳、太极剑、五禽戏或八段锦等。以八段锦为宜，在完成整套动作后将“左右开弓似射雕”和“背后七颠百病消”加做 1～3 遍。

（3）宜在阳光充足的时候进行户外活动。

（4）年轻人运动量可适当加大，选择慢跑、快走等，运动中要注意保持水分的供应，建议小口温水，禁忌冰水。中老年人可选择小负荷的运动，如太极拳、八段锦、广播操、散步等，为达到锻炼强度，可增加锻炼的频次，如在一天中不同时间段分两到三次进行。

2. 运动注意

（1）血瘀质易出现血液循环障碍的病理状态，不宜做大强度、大负荷的体育锻炼，而应采用中小负荷、多次数的锻炼。

（2）运动时要特别注意自己的感觉，如有下列情况之一，应当停止运动，到医院进一步检查：如胸闷或绞痛，呼吸困难，特别疲劳，恶心，眩晕，头痛，两腿无力，行走困难，脉搏显著加快等。

3. 基本方案推荐

（1）早晨 6～9 点：可进行广播体操或健身气功练习如五禽戏等，时间 20～30 分钟，消耗 100～150 千卡热量。

【注意事项】运动前充分活动关节，穿着舒适宽松服装，选择安静安全场所，运动中注意动作规范连贯，呼吸自然均匀，避免憋气和过度用力，防止因气血不畅导致身体不适或损伤。

（2）中午 12～14 点：休息 30～45 分钟，不宜运动。

【注意事项】保证充足睡眠，以免影响下午精神状态，加重血瘀症状，保持午睡环境安静舒适。

（3）下午 16～17 点：八段锦，时间 20～30 分钟，消耗 100～150 千卡热量。

【注意事项】选择平坦空旷场地，穿着舒适运动鞋，避免人群密集或有障碍物处，运动中控制节奏力度，避免过度疲劳，如感不适立即停止运动并休息。

（4）睡前 20～22 点：可进行全身按摩，使用温和按摩油或乳液，重点按摩四肢、腹部、背部等部位，促进血液循环，时间 10～15 分钟，消耗 20～30 千卡热量。

【注意事项】按摩手法轻柔舒缓，避免睡前强烈刺激，保持卧室安静温暖舒适，睡前用温水泡脚促进血液循环。

（四）精神调摄

血瘀体质在精神调养上，要培养乐观的情绪。精神愉快则气血和畅，营卫流通，有利于血瘀体质的改善。反之，苦闷、忧郁则可加重血瘀倾向。故应保持心情舒畅，做到虚怀若谷。避免长期处于压抑、忧郁的情绪状态，可通过与朋友交流、阅读有益书籍等方式开阔心境，减少不良情绪对气血的影响。

（五）经络养生

1. 选穴

可选用血海、膈俞等穴位，以活血化瘀。

2. 取穴

（1）血海：髌底内侧端上 2 寸，股内侧肌隆起处，可补血活血，清热利湿。

（2）膈俞：位于背部，第 7 胸椎棘突下，后正中线旁开 1.5 寸，为八会穴之血会，可养血和营，理气止痛。

3. 操作方法

用拇指指腹按揉，力度适中，每个穴位按揉 3～5 分钟，以局部有酸胀感为宜；或选择以上穴位，实施穴位敷贴；或配合扶阳罐疗法，以温灸、温推、温刮手法结合。

（六）药浴调理

可采用炒山楂 20g、牛膝 20g、生地 20g、当归 15g、黄芪 30g、桃仁 10g、冬瓜子 30g、川芎 10g、玫瑰花 12g，煮水 20 分钟，并倒入少量白酒（15mL）一起足浴泡脚 20 分钟，注意泡脚完毕及时擦干汗液。

（七）其他调理

可在医生指导下使用血府逐瘀汤等中药调理，也可采用艾灸等疗法。艾灸血海、膈俞、三阴交等穴位，能温通经络、活血化瘀，但艾灸时需注意温度和时间，防止烫伤。

第七节 痰湿质：祛湿排浊才是真抽脂术！

痰湿质是由于津液运化失司，痰湿凝聚，以黏滞重浊为主要特征的体质状态。痰湿体质是一种常见的中医体质类型，该体质者性格偏温和、稳重恭谦、和达，多善于忍耐，对梅雨季节及潮湿环境适应能力差，与糖尿病、高血压、冠心病、肥胖、中风等疾病的发生有密切关系。

一、体质特征：全身软绵绵，减肥总在平台期

体形肥胖，易大肚腩，腹部肥满松软，面部皮肤油脂较多、多汗且黏，胸闷，痰多。或面色淡黄而暗，眼胞微浮，容易困倦，或舌体胖大，舌苔白腻，口黏腻或甜，身重不爽，脉滑，或喜食肥甘甜黏，大便正常或不实，小便不多或微混。

二、综合调理：红豆薏米 + 拍八虚 = 湿气赘肉一起甩

（一）起居调养

居住环境宜干燥，避免潮湿，阴雨季节要注意避免湿邪的侵袭。多晒太阳，勤晒被褥，以保持干燥，减少痰湿内生。洗澡应洗热水澡，适当出汗为宜；穿衣尽量保持宽松，面料以棉、麻、丝等透气散湿的天然纤维为主，这样有利于汗液蒸发，祛除体内湿气。平时要注意保暖，痰湿体质在寒凉的天气症状较为明显，因血遇温则行，遇寒则凝。日常生活中可适当增加运动量，促进汗液排泄，带走体内湿气。

（二）饮食调养

饮食以清淡为主，宜食温补脾胃、化痰化湿、健脾利湿、化瘀祛痰的食物，如冬瓜、荷叶、薏苡仁、赤小豆、芡实、茯苓、生姜等。可将薏苡仁、赤小豆煮粥食用，冬瓜可煲汤或清炒。不宜进食肥甘油腻、酸涩食品及寒凉水果，如油炸食品、奶油蛋糕、冷饮等，以免加重脾胃负担，导致痰湿加重。戒除肥甘厚味，戒酒，忌暴饮暴食、进食速度过快和饱食。

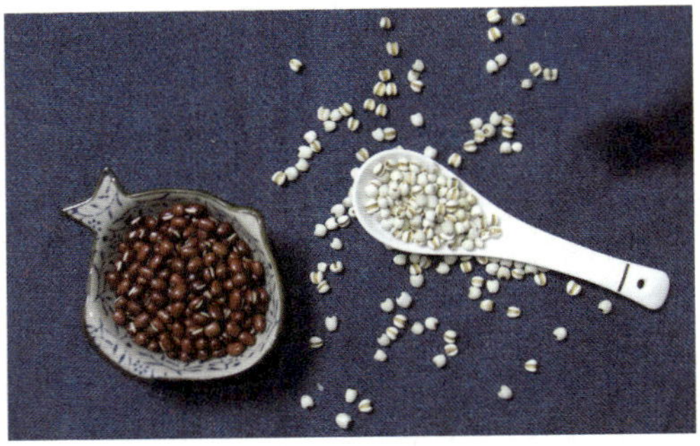

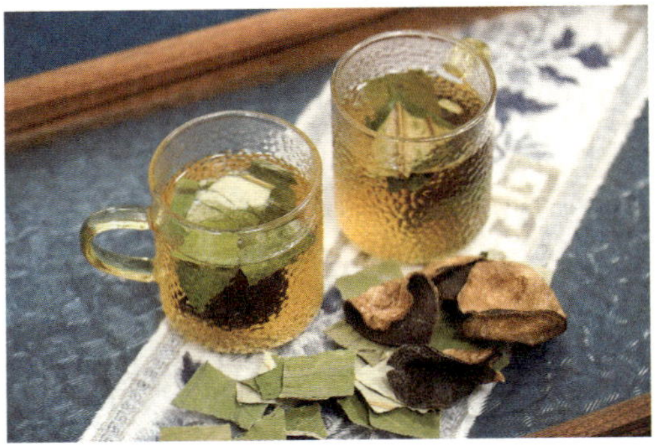

1. 药膳推荐

（1）红豆薏苡仁粥

【原料】山药 50g，红豆 50g，薏苡仁 50g、粳米 100g、生姜 3 片。

【制法】将薏苡仁、红豆、粳米、生姜洗净后，加水适量煮至半熟，再加入山药块，继续煮至粥熟。

【功效】健脾化湿。

（2）陈皮荷叶茶

【原料】陈皮 10g、荷叶 15g、生姜 3 片。

【制法】将陈皮、荷叶、生姜洗净，一起放入锅中，加适量清水，煮开后小火再煮 10～15 分钟即可。

【功效】行气健脾，除湿消脂。

2. 食谱推荐

早餐			11.85g 脂肪，23.95g 蛋白质，58.95g 碳水化合物
全麦馒头 1 个	70g	164 千卡	0.9g 脂肪，7.7g 蛋白质，42g 碳水化合物
水煮鸡蛋 1 个	约 50g	75 千卡	5.95g 脂肪、6.15g 蛋白质，1.05g 碳水化合物
无糖豆浆	300mL	93 千卡	4.8g 脂肪，9g 蛋白质，3.6g 碳水化合物
火龙果	100g	50 千卡	0.2g 脂肪，1.1g 蛋白质，12.3g 碳水化合物
中餐			24.7g 脂肪，30.3g 蛋白质，41.5g 碳水化合物
杂粮饭	50g	70 千卡	0.3g 脂肪，1.6g 蛋白质，15g 碳水化合物
金银花蒸鱼	100g	147 千卡	6.7g 脂肪，12.9g 蛋白质，8.4g 碳水化合物
黄瓜炒鸡蛋	100g	86 千卡	6.2g 脂肪，5.2g 蛋白质，2.6g 碳水化合物
韭菜炒绿豆芽	200g	82 千卡	5.2g 脂肪，4g 蛋白质，6.4g 碳水化合物
清炒油麦菜	200g	56 千卡	5.1g 脂肪，2.2g 蛋白质，4.9g 碳水化合物
薏米扁豆瘦肉汤	100g	45 千卡	1.2g 脂肪，4.4g 蛋白质，4.2g 碳水化合物
晚餐			8.5g 脂肪，26.9g 蛋白质，50.6g 碳水化合物
荞麦面	50g	170 千卡	0.4g 脂肪，6g 蛋白质，30g 碳水化合物
黑木耳炒肉	100g	94 千卡	5.3g 脂肪，16.9g 蛋白质，5.4g 碳水化合物

续表

凉拌海带丝	200g	64 千卡	2.2g 脂肪，2.8g 蛋白质，9.1g 碳水化合物
陈皮煮冬瓜	100g	20 千卡	0.4g 脂肪，0.4g 蛋白质，4.2g 碳水化合物
黄瓜	100g	16 千卡	0.2g 脂肪，0.8g 蛋白质，1.9g 碳水化合物

（三）运动调理

运动锻炼，持之以恒，强度根据自身情况逐渐增加，以微微出汗为宜。运动不仅能消耗体内多余脂肪，还能促进脾胃运化功能，使水湿得以运化。运动后要及时擦干汗水，避免湿气再次侵入。

1. 运动原则

（1）长期坚持运动锻炼，如散步、慢跑，打乒乓球、羽毛球、网球，打太极拳、八段锦、五禽戏或跳适合自己的各种舞蹈。

（2）运动时间在下午 2～4 点阳气极盛之时为宜。

（3）每天运动时不宜汗出过多、过急。特别在秋冬季节见汗即可，循循排出、避伤阳气。

2. 运动注意

（1）运动出汗时，不要马上吹空调、风扇，不要马上冲凉。因为这时候最容易内湿与外湿相合，运动后一定要及时擦干汗液，消汗后再去洗澡。

（2）夏天温度高、湿度大，最好选择在清晨或傍晚较凉爽时锻炼。

（3）运动后不宜急速大量饮水，尤其禁忌饮用冰水。

（4）注意运动节奏，循序渐进地锻炼，以保障安全。

（5）月经期、哺乳期及妊娠期女性不适合做剧烈运动。

3. 基本方案推荐

（1）早晨 6～9 点：可进行快走，应步幅适中、速度稍快，双臂自然摆动，时间 40～50 分钟，消耗 200～300 千卡热量。

【注意事项】运动前热身，穿着宽松吸汗服装和舒适运动鞋，选择平坦开阔、空气流通的道路或公园步道，运动中呼吸应均匀深沉，用鼻吸气、嘴呼气，如感疲劳或呼吸急促可放慢或暂停，避免过度劳累致痰湿内生。

（2）中午 12～14 点：休息 30～45 分钟。

【注意事项】不宜运动，以免影响消化功能，加重痰湿积聚。

（3）下午16～17点：慢跑，时间20～30分钟，消耗250～350千卡热量。

【注意事项】跑步前进行5～10分钟的热身运动，如快走、关节活动操等，可提高身体温度，预防受伤。跑步后进行拉伸，有助于放松肌肉，减少肌肉酸痛。

（4）睡前20～22点：进行简单伸展运动帮助放松肌肉，促进血液循环和新陈代谢，时间10～15分钟，消耗30～50千卡热量。

【注意事项】保持卧室干燥、通风良好，睡前避免进食过多或食用油腻甜腻食物，可进行腹部按摩促进消化。

（四）精神调摄

保持心境平和，避免情绪过激，及时化解不良情绪。情绪波动过大易影响脾胃功能，导致水液运化功能失调，使湿邪留滞体内，久则凝聚成痰。可通过冥想、深呼吸等方式调节情绪，使身心处于平静状态。

（五）经络养生

1. 选穴

可选用丰隆、足三里等穴位，同时配合拍八虚，以行气通络，健脾化痰。

2. 取穴

（1）丰隆：外踝尖上8寸，胫骨前缘外两横指，可健脾化痰，行气活血。

（2）足三里：犊鼻下3寸，距胫骨前嵴外缘一横指，可补中益气，健脾和胃，理气降逆，为强壮保健要穴。

3. 操作方法

用拇指指腹按揉，力度适中，每个穴位按揉3～5分钟，以局部有酸胀感为宜；或选择以上穴位，实施穴位敷贴；或配合扶阳罐疗法，以温灸、温推、温刮手法结合。

（六）药浴调理

可采用黄芪30g、苍术20g、陈皮10g、肉桂5g、炒莱菔子20g、丹参30g、荷叶15g、老鹳草20g、冬瓜皮30g，煮水20分钟，足浴泡脚30分钟，注意泡脚完毕及时擦干汗液。

（七）其他调理

可选用二陈丸等中成药调理，定期进行艾灸、拔罐等中医外治疗法也有帮助。拔罐可选择脾俞穴、胃俞穴、无枢穴、中极穴、丰隆穴等，以促进痰湿排出，但拔罐时间不宜过长，频率不宜过高，以免损伤正气。

第八节 湿热质：清火除湿瘦成清爽党！

湿热质是体内湿热蕴结的一种中医体质类型，常由饮食不节、环境湿热及情绪因素所致。常见于喜食辛辣油腻甜腻食物或酗酒者、湿热地区居民、情绪不佳者。其发病部位多在皮肤、脾胃、肝胆等，易引发如痤疮、湿疹、胃脘胀满、胆囊炎、黄疸及尿道炎等皮肤、消化系统和泌尿系统病症，以面垢油光、口苦、苔黄腻等为主要特征表现。

一、体质特征：脸油肚凸，“油胖子”减肥像在灭火

形体易胖，面垢油光，易生痤疮粉刺，口苦口干，心烦倦怠，身重困倦，性情急躁易怒，大便黏滞不畅或燥结，小便短黄，男性易阴囊潮湿，女性易带下增多。舌质偏红，苔黄腻，脉滑数。

二、综合调理：冬瓜汤 + 刮肝经 = 拒绝油腻感

（一）起居调养

居室宜干燥通风，避免居住在低洼潮湿之地。夏季注意防暑降温，避免长时间在炎热环境中活动，减少湿热之邪侵袭。保持皮肤清洁，勤洗澡换衣，防止痤疮等皮肤问题加重。

（二）饮食调养

多吃绿豆、薏苡仁、苦瓜、黄瓜、芹菜、西瓜、节瓜、冬瓜等清热利湿食物。绿豆可煮汤饮用，薏苡仁可煮粥或泡茶。少吃辛辣油腻、甜食等助湿生热之品，如辣椒、花椒、巧克力等。饮食宜规律，避免暴饮暴食，以免损伤脾胃，加重湿热。

1. 药膳推荐

（1）绿豆薏苡仁粥

【原料】绿豆 30g、薏苡仁 30g、粳米 50g。

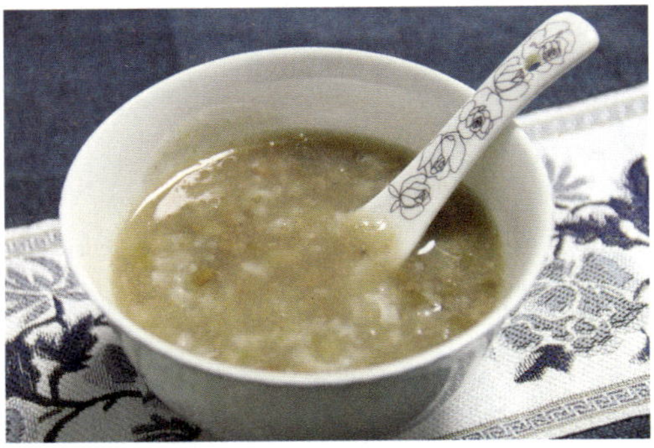

【制法】先将绿豆、薏苡仁浸泡 3～4 小时，粳米洗净。然后把所有材料一起放入锅中，加适量水煮成粥。

【功效】清热利湿、利水消脂。

（2）节瓜薏苡仁瘦肉汤

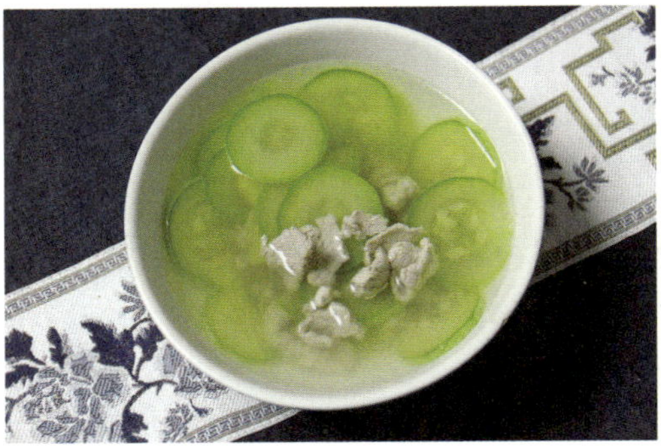

【原料】节瓜 500g、瘦肉 100g、薏苡仁 50g、干瑶柱 20 粒，生姜、盐适量。

【制法】节瓜去皮，切大块备用。干瑶柱洗净备用。把瘦肉切大块，放入姜片，冷水下锅煮开，撇弃血沫。再加入薏苡仁，小火煲 20 分钟。然后加入节瓜、瑶柱。继续小火煲 40 分钟左右，吃之前加入一点盐，搅拌均匀即可。

【功效】健脾利水，清热消脂。

2. 食谱推荐

早餐			6.15g 脂肪，12.25g 蛋白质，53.85g 碳水化合物
燕麦（配合牛奶冲泡服食）	50g	169 千卡	0.1g 脂肪，5.5g 蛋白质，38.5g 碳水化合物
水煮鸡蛋 1 个	约 50g	75 千卡	5.95g 脂肪、6.15g 蛋白质，1.05g 碳水化合物
黄瓜汁	300mL	9 千卡	0g 脂肪，0.3g 蛋白质，1.2g 碳水化合物
梨	100g	51 千卡	0.1g 脂肪，0.3g 蛋白质，13.1g 碳水化合物
中餐			14.2g 脂肪，28.9g 蛋白质，54.2g 碳水化合物
莜面	50g	89 千卡	1.1g 脂肪，2.3g 蛋白质，12g 碳水化合物
香椿蒸鲤鱼	100g	104 千卡	3.8g 脂肪，16.7g 蛋白质，1g 碳水化合物
清炒藕片	100g	69 千卡	2.5g 脂肪，1.6g 蛋白质，11.3g 碳水化合物
凉拌甘蓝	100g	38 千卡	1.5g 脂肪，1.6g 蛋白质，5g 碳水化合物

续表

清炒油麦菜	200g	56 千卡	5.1g 脂肪，2.2g 蛋白质，4.9g 碳水化合物
扁鹊三豆饮	25g	82.5 千卡	0.2g 脂肪，4.5g 蛋白质，20g 碳水化合物
晚餐			6.95g 脂肪，29.24g 蛋白质，28.4g 碳水化合物
紫薯饭	50g	67 千卡	0.1g 脂肪，1.5g 蛋白质，15g 碳水化合物
清蒸鸡胸肉	100g	115 千卡	1.8g 脂肪，23.9g 蛋白质，1.1g 碳水化合物
清炒绿豆芽	100g	36 千卡	2.3g 脂肪，1.6g 蛋白质，2.5g 碳水化合物
菠菜汤	100g	38 千卡	2.55g 脂肪，1.64g 蛋白质，2.4g 碳水化合物
杨桃	100g	31 千卡	0.2g 脂肪，0.6g 蛋白质，7.4g 碳水化合物

（三）运动调理

适合中长跑、游泳、爬山、各种球类等运动，运动后及时补充水分，以促进汗液排出，带走体内湿热。但运动时要注意防暑降温，避免在高温时段进行剧烈运动。运动场地可选择通风良好的户外或有空调设备的室内体育馆。

1. 运动原则

（1）适合做大强度、大运动量的锻炼。如中长跑、游泳、各种球类、武术等。可适当增加运动量，适当出汗，延长运动前后拉伸时间。

（2）久坐者应每隔 1 小时起身活动筋骨。长期伏案、不能避免久坐者可做一些原地运动，如踮脚尖、伸展下肢、抬腿等。

（3）八段锦的练习中应以“双手托天理三焦”和“调理脾胃须单举”二式为主，可在完成整套动作后将此二式加做 1～3 遍。可做气功六字诀中的“呼”“嘻”字诀，有健脾清热利湿的功效。

（4）天人合一，融入自然，选择爬山登高，更有助于祛除湿热。

2. 运动注意

（1）每次运动以全身出大汗，面色发红为宜。大汗后不宜马上洗澡。

（2）最好选择凉爽时锻炼，盛夏暑湿较重的季节应减少户外运动的时间。

（3）避免久卧、久坐。

（4）睡眠欠佳者在睡前 3 小时内不要做剧烈运动，运动应以传统功法为主。

3. 基本方案推荐

（1）早晨 6～9 点：可进行健身操或有氧舞蹈等运动，动作幅度较大、节奏明快，时间 30～40 分钟，消耗 200～300 千卡热量。

【注意事项】选择通风良好、空间开阔场地，穿着轻薄透气服装和运动鞋，运动前适量饮水，过程中及时补充水分，避免脱水，同时保持皮肤清洁，防止湿热之邪外侵。

（2）中午 12～14 点：午休 30～45 分钟，不宜剧烈运动，以免加重湿热症状。

【注意事项】注意午休环境凉爽通风。

（3）下午 16～17 点：可进行羽毛球运动，时间 30～40 分钟，消耗 200～300 千卡热量。

【注意事项】选择合适场地和球拍，运动前热身，运动中保持良好姿势和动作规范，避免过度疲劳，运动后补充水分和拉伸放松。

（4）睡前 20～22 点：可进行经络拍打如拍打手臂内侧肺经、心经和大腿外侧胆经等，以促进经络气血运行，时间 10～15 分钟，消耗 20～30 千卡热量。

【注意事项】拍打力度适中，保持卧室凉爽通风，避免闷热潮湿环境，注意个人卫生，穿着宽松透气衣物入睡。

（四）精神调摄

保持心态平稳，避免焦虑急躁情绪。情绪过激易化火，并对肝、心、脾等多个脏腑产生影响，间接促进湿热形成与发展。

可通过听舒缓音乐、练习书法等方式宁心安神，使情绪得以舒缓。

（五）经络养生

1. 选穴

可选用阴陵泉、三阴交等穴位清热利湿。

2. 取穴

（1）阴陵泉：位于小腿内侧，胫骨内侧髁下缘与胫骨内侧缘之间的凹陷中，是脾经合穴，能健脾益肾，利水渗湿。

（2）三阴交：位于小腿内侧，内踝尖上 3 寸，胫骨内侧缘后方，可益气健脾，培补肝肾。

3. 操作方法

用拇指指腹按揉，力度适中，每个穴位按揉 3～5 分钟，以局部有酸胀感为宜；或选择以上穴位，实施穴位敷贴。

（六）药浴调理

可采用薏苡仁 15g、白蔻仁 20g、杏仁 10g、厚朴 20g、滑石粉 20g、通草 10g、法半夏 10g、荷叶 15g，煮水 20 分钟，足浴泡脚 30 分钟，注意泡脚完毕及时擦干汗液。

（七）其他调理

可在医生指导下服用龙胆泻肝丸等清热利湿药物，但不可久服，以免损伤正气。也可饮用一些清热利湿的花草茶，如荷叶减肥茶、三花祛湿饮等。

第九节 气虚质：补气提效懒人瘦身法！

气虚质指人体脏腑功能失调，气的化生不足。体力与精力明显缺乏，稍微工作和活动后就觉疲劳不适的一种状态。气虚质者常因一身之气不足而易受外邪侵入，体质形成与脾、心、肺、肝四脏密切相关。处于此种亚健康状态的人群，肌肉松软，性格内向、情绪不稳定、胆小不喜欢冒险。平素体质虚弱，卫表不固易患感冒；或病后抗病能力弱，易迁延不愈；易患内脏下垂、虚劳等病。不耐受外邪。

一、体质特征：说话都嫌累，肉松垮像棉花

体型偏虚胖，肌肉松软。平素气短懒言，语言低怯，精神不振，容易疲乏，极易出汗，舌质淡红，舌体胖大，边有齿痕，脉象虚缓。面色萎黄或淡白，目光少神，口淡无味，唇色少华，毛发不泽，头晕健忘；大便正常，或虽有便秘但不结硬；或大便不成形，便后仍觉未尽；小便正常或偏多。偏于肺气虚者易喷嚏，流清涕，舌质淡，脉细弱，常自汗，易患感冒、哮喘、眩晕或兼有体质过敏。偏于脾气虚者多见胃口欠佳，疲倦乏力等症。偏于心气虚者多见失眠等症。

二、综合调理：黄芪水 + 八段锦 = 躺瘦

（一）起居调养

生活要有规律，保证充足睡眠，避免过度劳累。注意季节变化，及时增减衣物，尤其在季节交替时注意保暖，不要劳汗当风，防止外邪入侵。可适当午睡，以养气血。可微动四肢，以流通气血，促进脾胃运化，改善体质。尤其注意不可过于劳作，以免更伤正气。

（二）饮食调养

多吃具有健脾益气作用的食物，如山药、大枣、白扁豆、芡实、粳米、小米、南瓜等，可将这些食材煮粥或炖汤食用。可适当食用一些有补气作用的药膳，如黄芪炖鸡、党参红枣粥等，但要注意适量，避免滋补过度。

1. 药膳推荐

（1）参枣米饭

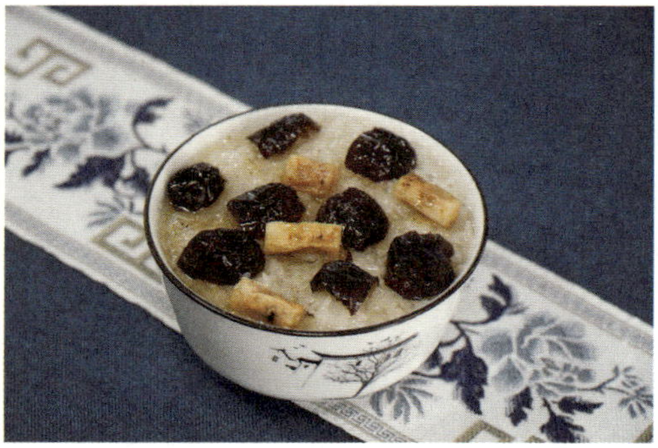

【原料】党参 5g，大枣 10 枚，糯米 200g，白糖 25g。

【制法】将党参、大枣加水适量泡发后，煎煮半小时，捞去党参、大枣，汤备用。糯米淘净，加水适量放在大碗中蒸熟后扣在盘中，把枣摆饭上面，再把汤液加白糖煎成黏汁，浇在枣饭上即成。每日早、晚根据个人食量服用。

【功效】补中益气，养血安神。

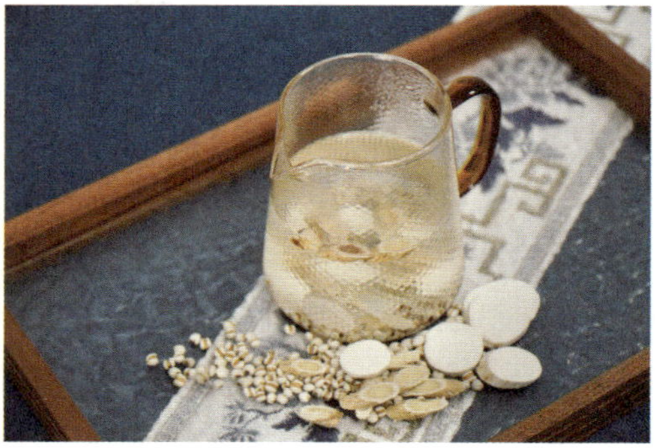

（2）黄芪山药薏苡仁茶

【原料】黄芪 20g，淮山药、薏苡仁各 15g。

【制法】上药共入养生壶，加水 800mL，熬水当茶喝，不拘时服。

【功效】补脾益气，祛湿消脂。

2. 食谱推荐

早餐			13.3g 脂肪，16.7g 蛋白质，78.8g 碳水化合物
山药小米粥	200g	136 千卡	0.7g 脂肪，3.4g 蛋白质，29.4g 碳水化合物
水煮鸡蛋 2 个	约 100g	150 千卡	11.9g 脂肪，12.3g 蛋白质，2.1g 碳水化合物
乌梅汁	100mL	133 千卡	0.1g 脂肪，0.2g 蛋白质，32.8g 碳水化合物
猕猴桃	100g	61 千卡	0.6g 脂肪，0.8g 蛋白质，14.5g 碳水化合物
中餐			25.1g 脂肪，54.1g 蛋白质，45.3g 碳水化合物
荞麦面	50g	75 千卡	0.7g 脂肪，3g 蛋白质，14.3g 碳水化合物
黄芪煲鸡	200g	140 千卡	2.6g 脂肪，23.8g 蛋白质，4.7g 碳水化合物
水煮西蓝花	200g	52 千卡	1.8g 脂肪，4.2g 蛋白质，4.4g 碳水化合物
香菇炒青菜	250g	97 千卡	5.2g 脂肪，3.7g 蛋白质，8.7g 碳水化合物
韭菜炒绿豆芽	200g	82 千卡	5.2g 脂肪，4g 蛋白质，6.4g 碳水化合物
枸杞鸡汤	200g	160 千卡	9.6g 脂肪，15.4g 蛋白质，6.8g 碳水化合物
晚餐			6.4g 脂肪，14.8g 蛋白质，54.05g 碳水化合物
玉米 1 根	120g	100.8 千卡	0.9g 脂肪，2.9g 蛋白质，16.4g 碳水化合物
土豆烧牛肉	100g	108.5 千卡	4.5g 脂肪，5.5g 蛋白质，8.9g 碳水化合物
水煮白菜	200g	40 千卡	0.4g 脂肪，2.8g 蛋白质，6g 碳水化合物
山药汤	100g	34 千卡	0.5g 脂肪，2.4g 蛋白质，6.15g 碳水化合物
干龙眼肉	100g	71 千卡	0.1g 脂肪，1.2g 蛋白质，16.6g 碳水化合物

（三）运动调理

选择更为柔和的运动方式，如散步、站桩功、八段锦等，运动强度不宜过大，循序渐进，持之以恒。运动时间不宜过长，可分多次进行，每次以身体微微发热、不感疲劳为宜。运动过程中如有不适，应立即停止并休息。

1. 运动原则

（1）运动宜柔缓。宜采用低强度的运动方式（如慢走、散步）。

（2）可选择比较柔和的传统健身项目，如八段锦。在做完全套八段锦动作后，将“两手攀足固肾腰”和“攒拳怒目增气力”各加做 1～3 遍。

（3）每天做提肛锻炼，可防止气虚导致的脏器下垂。具体方法：全身放松，注意力集中在会阴肛门部，吸气收腹，收缩并提升肛门，停顿 2～3 秒之后，再缓慢放松呼气，如此反复 10～15 次。

2. 运动注意

（1）运动宜柔缓。不宜做大负荷运动和出汗多的运动，避免剧烈运动，忌用猛力，以免耗伤元气。

（2）睡眠欠佳者在睡前 3 小时内不要做剧烈运动，运动应以传统功法为主。

3. 基本方案推荐

（1）早晨 6～9 点：练习八段锦、散步等较为柔和的运动，时间 20～30 分钟，消耗 100～150 千卡热量。

【注意事项】运动前先喝一杯温水，穿着保暖宽松衣物，选择安静避风场所，运动后避免立即洗澡，先休息片刻待气息平稳后再洗漱。

（2）中午 12～14 点：保证午休 30～45 分钟，让身体充分恢复。

【注意事项】不宜运动，以免加重疲劳感。

（3）下午 16～17 点：可以散步，要速度适中，时间 30～40 分钟，消耗 100～150 千卡热量。

【注意事项】选择平坦安全道路，穿着舒适鞋子，注意脚步平稳，避免过度劳累，感觉疲倦可随时休息。

（4）睡前 20～22 点：可进行简单腹式呼吸练习，双手放腹部，吸气隆起、呼气下陷，时间 10～15 分钟，消耗 20～30 千卡热量。

【注意事项】避免过度用力，保持呼吸自然平稳深沉，保持卧室安静舒适温暖，若出现呼吸不畅或头晕等不适，应暂停练习并调整呼吸。

（四）精神调摄

保持乐观豁达的心态，避免过度忧虑、过度紧张，保持稳定平和的心态。且不宜过度思考、悲伤。忧虑易伤脾，影响气血生成。可通过与家人朋友交流、参加社交活动等方式，缓解压力，愉悦心情。

（五）经络养生

1. 选穴

可选用足三里、气海、关元等穴位以补气。

2. 取穴

（1）足三里：犊鼻下 3 寸，胫骨前嵴外一横指，可补中气，健脾胃，理气降逆。

（2）气海：脐中下 1.5 寸，前正中线上，可益气温阳，调理气机，培元固本。

（3）关元：脐中下 3 寸，前正中线上，可补肾培元，温阳固脱。

3. 操作方法

用拇指指腹按揉，力度适中，每个穴位按揉 3～5 分钟，以局部有酸胀感为宜；或选择以上穴位，实施穴位敷贴；或配合扶阳罐疗法，以温灸、温推、温刮手法结合。

（六）药浴调理

可采用黄芪 30g、防风 10g、土炒白术 15g、鸡血藤 30g、当归 6g、山药 15g，共煮水 20 分钟，足浴泡脚 15 分钟，注意微汗为度，泡脚完毕及时擦干汗液。

（七）其他调理

可在医生指导下服用补中益气丸等中成药。在日常生活中，可适当服用一些如人参茶、黄芪茶等补气茶饮，但要根据个人体质和身体状况调整用量。

第十节　特禀质：温和调理避开雷区！

特禀质是在禀赋遗传基础上形成的一种特异体质，在外在因子的作用下，生理机能和自我调适力低下，反应性增强，其敏感倾向表现为对不同过敏原的亲和性和反应性呈现个体体质的差异性和家族聚集的倾向性。这种体质的人容易对食物或药物过敏，或有畸形，或有先天生理缺陷、遗传性疾病，先天性、家族性特征；适应能力差，易引发宿疾。

一、体质特征：一减肥就过敏？身体在疯狂抗议

体质特征常有先天缺陷，或有和遗传相关疾病的表现。如先天性、遗传性疾病，过敏性疾病，原发性免疫缺陷等。若为过敏体质者，常表现为对季节气

候适应能力差，皮肤易出现划痕，易形成风团、瘾疹等，易患花粉症、哮喘等，并易引发宿疾及药物过敏。

二、综合调理：低敏食谱 + 穴位按摩 = 安全变“薄”

（一）起居调养

保持室内清洁卫生，每天通风换气 2 小时以上，保持室内空气流通。每天要保持充足的睡眠，增加一些日常生活中的体力活动，每天要定时排便，保持大便通畅，防止毒素蓄积体内。同时，避免受寒或冷风侵袭，少去人多、空气污浊的场所，如商场、超市。被褥、毛毯和地毯应经常在阳光下晾晒，以避免尘螨滋生。在生活中应密切注意可能引起过敏的物品，尽可能找到并去除过敏原。

（二）饮食调养

避免食用容易致敏和刺激的食物，包括冰冷、油腻、辛辣刺激的食品和虾、蟹等咸寒食品。过敏原若是食物，应尽快确定过敏原并禁食致敏食物。含维生素的食物对于维持血管正常功能有重要作用，故应多进食维生素丰富的新鲜蔬菜、水果，特别是绿叶蔬菜、青椒、柑、橘、鲜枣、猕猴桃、梨等。适当补充高蛋白膳食如瘦肉、动物肝脏、蛋及豆制品等优质蛋白质。饮食应规律，避免饥饱无常，损伤脾胃功能，影响身体抵抗力。

1. 药膳推荐

（1）苁蓉金樱羊肉粥

【原料】肉苁蓉 15g，金樱子 15g，精羊肉 100g，粳米 100g，细盐少许，葱白 2 根，生姜 3 片。

【制法】先将肉苁蓉、金樱子水煎去渣取汁，入羊肉、粳米同煮粥，待熟时，入盐、生姜、葱白稍煮即可。

【功效】补肾助阳，温中健脾。

（2）四汁饮

【原料】鲜马齿苋汁、鲜藕汁、鲜柏叶汁、鲜茅根汁。

【制法】适量调服即可。

【功效】清热利湿，生津止渴。

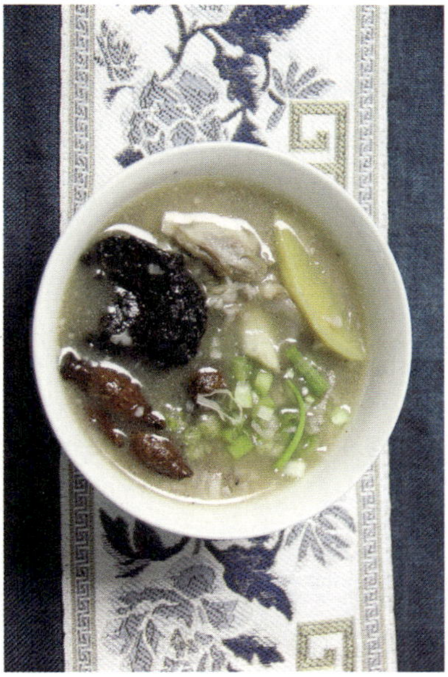

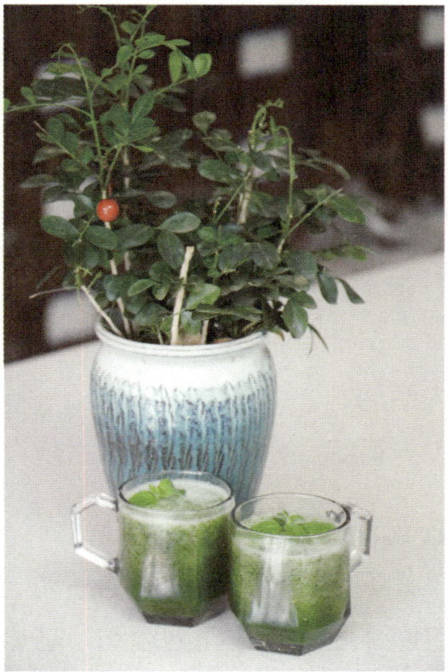

2. 食谱推荐

早餐			9.25g 脂肪，18.45g 蛋白质，78.55g 碳水化合物
全麦馒头 1 个	70g	164 千卡	0.9g 脂肪，7.7g 蛋白质，42g 碳水化合物
黄芪煮鸡蛋 1 个	约 50g	75 千卡	5.95g 脂肪，6.15g 蛋白质，1.05g 碳水化合物
小米粥	300g	132 千卡	2.1g 脂肪，4.2g 蛋白质，25.2g 碳水化合物
葡萄	100g	45 千卡	0.3g 脂肪，0.4g 蛋白质，10.3g 碳水化合物
中餐			12g 脂肪，36.6g 蛋白质，45.6g 碳水化合物
玉米粳米饭	100g	100 千卡	0.5g 脂肪，2.6g 蛋白质，21.7g 碳水化合物
汽锅乌鸡	100g	98 千卡	3.3g 脂肪，16.3g 蛋白质，0.6g 碳水化合物
手撕甘蓝	100g	42 千卡	1.9g 脂肪，1.6g 蛋白质，5.2g 碳水化合物
清炒绿豆芽	100g	36 千卡	2.3g 脂肪，1.6g 蛋白质，2.5g 碳水化合物
西蓝花炒胡萝卜	200g	70 千卡	3g 脂肪，4.5g 蛋白质，9.6g 碳水化合物
乌鸡汤	100g	72 千卡	1g 脂肪，10g 蛋白质，6g 碳水化合物
晚餐			16.59g 脂肪，23.92g 蛋白质，59.2g 碳水化合物
红豆饭	100g	116 千卡	0.21g 脂肪，3.62g 蛋白质，25g 碳水化合物
蘑菇炒肉	150g	138 千卡	10.1g 脂肪，7.3g 蛋白质，5.4g 碳水化合物
清炒油麦菜	200g	56 千卡	5.1g 脂肪，2.2g 蛋白质，4.9g 碳水化合物
乌鸡茯苓汤 1 份	100g	52.4 千卡	0.98g 脂肪，9.4g 蛋白质，1.9g 碳水化合物
香蕉	100g	93 千卡	0.2g 脂肪，1.4g 蛋白质，22g 碳水化合物

（三）运动调理

选择适合自己的运动方式，如瑜伽、散步等，增强体质，但运动环境要适宜，避免在污染环境或过敏原多的地方运动。运动时间可选择空气清新的时段，如清晨或雨后。运动强度适中，避免过度疲劳。

1. 运动原则

（1）运动宜适当。宜进行慢跑、散步等户外活动，也可选择站桩功、瑜伽等室内活动。

（2）可练“六字诀”中的“吹”字功，以培补肾精肾气，提升免疫力。

2. 运动注意

（1）不宜选择大运动量的活动，避免春天或季节交替时长时间在野外锻炼，花粉过敏体质避免在花园运动，防止过敏性疾病发作。

（2）运动时注意避风寒，如出现哮喘、憋闷现象应及时停止运动。

3. 基本方案推荐

（1）早晨 6～9 点：在室内进行简单伸展运动，如站立位体前屈、侧弓步伸展、手臂画圈等，时间 10～15 分钟，消耗 30～50 千卡热量。

【注意事项】避免去花粉、灰尘多的户外场所，保持室内空气清新流通，温度湿度适宜。运动前喝温水，穿着柔软宽松家居服，运动中动作轻柔缓慢，避免过度用力和剧烈运动，防止诱发过敏反应，如出现过敏症状应立即停止运动并采取抗过敏措施。

（2）中午 12～14 点：休息 30～45 分钟，不宜运动，保证充足睡眠，增强免疫力。

【注意事项】注意睡眠环境清洁安静，避免接触过敏原。

（3）下午 16～17 点：根据身体和过敏情况，在空气相对清洁安静的室内或室外散步，速度宜慢，时间 10～20 分钟，消耗 50～80 千卡热量。

【注意事项】室外散步注意避免接触过敏原，随身携带抗过敏药物，穿着长袖衫、长裤减少皮肤暴露，注意防晒保暖。

（4）睡前 20～22 点：放松练习，如深呼吸、全身肌肉渐进性松弛等，帮助减轻身体紧张感，以促进睡眠，时间 5～10 分钟，消耗 10～20 千卡热量。

【注意事项】保持卧室清洁卫生，勤换床单被罩，避免碰触毛绒玩具和使用刺激性清洁剂，定期打扫房间减少灰尘和过敏原积聚，创造安静舒适温暖的睡眠环境，如睡眠质量不佳，可尝试调整睡眠姿势或使用辅助睡眠物品。

（四）精神调摄

正确认识自己的体质，避免紧张、焦虑情绪，保持心情舒畅。情绪紧张易导致免疫功能紊乱，加重过敏反应。可通过听音乐、阅读等方式放松心情，缓解压力。

（五）经络养生

1. 选穴

可选用血海、曲池等穴位以增强抵抗力。

2. 取穴

（1）血海：位于大腿内侧，髌底内侧端上 2 寸，可补血活血、清热利湿。

（2）曲池：位于肘横纹外侧端，屈肘时，尺泽与肱骨外上髁连线的中点处，可清热解表，疏通经络。

3. 操作方法

用拇指指腹按揉，力度适中，每个穴位按揉 3～5 分钟，以局部有酸胀感为宜；或选择以上穴位，实施穴位敷贴；或配合扶阳罐疗法，以温灸、温推、温刮手法结合。

（六）药浴调理

可采用紫苏叶 15g、蝉蜕 10g、浮萍 30g、生地 15g、白芷 30g、川芎 15g、伸筋草 10g，共煮水 20 分钟，足浴泡脚 20 分钟，注意泡脚完毕及时擦干汗液。

（七）其他调理

可在医生指导下进行脱敏治疗等，随身携带抗过敏药物以备不时之需。如出现过敏症状，应及时就医，避免病情加重。

第六章

甜蜜陷阱：肥胖引爆的八大健康地雷

肥胖宛如健康的“隐形杀手”，它不仅影响个人形象，更在身体内部引发一系列危害健康的连锁反应。肥胖会增加心脑血管疾病的风险，如高血压、冠心病、卒中，同时也是 2 型糖尿病的重要诱因，因为过多的脂肪会导致胰岛素抵抗加剧。此外，肥胖还与多种癌症的发生有关，比如乳腺癌、结肠癌和子宫内膜癌，这些癌症的发病机制可能与脂肪堆积导致激素水平失衡有关。肥胖对呼吸系统也有负面影响，可能导致睡眠呼吸暂停综合征，这是由于过多的脂肪在呼吸道周围堆积，限制了正常的呼吸过程。此外，长期的体重过重还会给骨骼和关节带来额外压力，加速关节的磨损，引发疼痛和活动受限。总之，肥胖对人体健康的威胁是全面且深远的，涉及心血管、代谢、内分泌、呼吸等多个系统，严重影响生活质量。因此，面对肥胖引发的一系列健康风险，及早进行预防和治疗是至关重要的。

在本章节中，我们将围绕肥胖常见的并发症，包括糖尿病、冠心病、睡眠呼吸暂停综合征、脂肪肝、骨关节炎、多囊卵巢综合征、乳腺癌以及心理问题等多个领域，详细解析这些并发症的潜在病因，及其与肥胖的内在关联，并为读者精心准备了一些切实可行的防治措施，以期为肥胖及相关并发症的防治提供帮助。

第一节　糖尿病双人舞：当胰岛素遇上甜甜圈

国际糖尿病联盟（IDF）最新发布的数据表明，截至 2021 年，中国已经成为世界上糖尿病患者最多的国家，在中国 20～79 岁人群中糖尿病的患病率为 10.6%，患病人数达到了惊人的 1.41 亿。不仅如此，从 1990 年到 2021 年，中国总体糖尿病的年龄标准化发病率、患病率和 DALYs（伤残调整生命年）都呈现上升趋势，并且已经跃升为中国第五大死亡原因。而在肥胖患者中，也有相当多人会走向糖尿病的结局，这并不是偶然现象——有研究认为，体重每增加 1kg，患糖尿病的危险至少增加 5%，肥胖人士发生 2 型糖尿病的概率是正常人的 3 倍，约 50% 的肥胖者将来会患上糖尿病。那么，肥胖和糖尿病之间到底是什么样的关系呢？

一、血糖过山车：下午茶背后的致命危机

肥胖和糖尿病是一对形影不离的老朋友，谈到肥胖必然躲不开糖尿病，而说到糖尿病时，一定也会提到肥胖。研究数据表明，在糖尿病患者中，约三分之二伴有肥胖或者超重的情况，而肥胖本身容易诱发胰岛素抵抗，这是糖尿病的重要危险因素之一。因此，肥胖与糖尿病就像一对“孪生兄弟”，时常如影随形，结伴出现，当你在下午茶时间大快朵颐时，血糖往往在忽上忽下地坐过山车。

（一）肥胖如何一步步走向糖尿病？

肥胖者大多会有明显的腹部脂肪堆积，对应的腹腔内肝脏和胃肠周围的脂肪组织也会增多，紧紧包裹着正常的组织细胞，导致细胞对于胰岛素的敏感性降低，原本分泌的胰岛素就没有办法把血糖降低到正常水平，这就叫做胰岛素抵抗。

那么应该怎样去理解胰岛素抵抗呢？

我们需要先来了解胰岛素——它是一种由胰岛 β 细胞分泌的激素，是我们人体内唯一一种能够降低血糖的激素。血糖升高时，胰岛 β 细胞受到相应的刺激，会将胰岛素释放到血液中，而单纯的胰岛素并不能够降低血糖，它还需要与周围组织细胞的胰岛素受体相结合才能够发挥它的作用，让葡萄糖通道打开，将葡萄糖分子调动到细胞内部储存起来，以备不时之需。

如果把胰岛素比作钥匙，那么胰岛素受体就是这把钥匙配对的门锁，而相应的葡萄糖通道就是这扇需要被打开的大门。在正常情况下，钥匙配对门锁，就能够顺利打开相应的大门，使得血糖降低。而肥胖者的内脏脂肪就像厚厚的棉袄裹在了周围组织细胞外面，将门锁（胰岛素受体）包裹在里面，钥匙（胰岛素）没办法和门锁（胰岛素受体）相结合，也就打不开足够多的大门（葡萄糖通道），致使血液中的葡萄糖无法进入细胞中，从而导致升高的血糖难以下降，这就是我们说的胰岛素抵抗，也是肥胖人群患糖尿病的高危因素之一。

在肥胖的早期出现胰岛素抵抗时，人体可以代偿性地分泌更多的胰岛素，从而把血糖维持在正常范围，但是因为胰岛素抵抗状态的持续存在且伴随程度逐渐加重，代偿机制也会逐渐消失，逐步发展为糖耐量异常，如果不加以重视的话，最终结局必然会走向糖尿病。

（二）糖尿病患者也会“膨胀”？

虽然消瘦是糖尿病的典型症状之一，但临床上有的患者会提出疑问：“患糖尿病后为什么我没有消瘦，反而变胖了呢？”

如果我们把糖尿病患者的身体比作一个失去了平衡的工厂，那么糖代谢紊乱就像是这个工厂里的生产流水线出现了故障。正常情况下，胰岛素是钥匙，能够与门锁（胰岛素受体）结合打开细胞的大门（葡萄糖通道），让血液中的葡萄糖顺利进入细胞被利用，就像把原料送进车间加工成产品一样。但糖尿病患者要么胰岛素这把钥匙数量不够，要么细胞上的大门出现了问题，导致葡萄糖进不去细胞，都堆积在血液里，就形成了细胞中葡萄糖不足而血液中葡萄糖含量升高的局面。

细胞中的葡萄糖是细胞正常工作的主要产能原料，也是重要的储备能源，身体工厂发现细胞缺乏原料无法正常运作，就会想方设法从其他地方寻找替补队员来接替葡萄糖的工作，脂肪就会被大量分解成脂肪酸来供能，就像把仓库里的备用材料都搬出来用。可是，糖尿病患者的身体利用脂肪酸也并不顺畅，就像搬运工把材料搬到半路却送不到车间，导致脂肪酸在血液里越积越多。

另外，肝脏这个大仓库也出问题了。正常时，肝脏会把多余的脂肪打包成极低密度脂蛋白运出去，但糖尿病患者肝脏的工作效率降低，脂肪运不出去，就都堆积在肝脏里，形成脂肪肝。而且，高血糖还会捣乱，让一些正常的代谢过程变慢或出错，就像不专业的员工把生产线上的零件弄乱，进一步影响脂肪代谢。

这些脂肪代谢的异常，最终导致脂肪在身体里越积越多，人也就越来越胖了。

（三）肥胖与糖尿病之间的“恶性循环”

糖尿病和肥胖之间不仅存在着紧密的联系，它们还相互影响，共同加剧疾病的进程。肥胖会加重糖尿病的病情，使血糖控制更加困难。而糖尿病又会促进肥胖的发展，形成恶性循环。

肥胖会导致胰岛素抵抗，使身体对胰岛素的反应降低。这意味着身体需要更多的胰岛素才能将血糖控制在正常水平——肥胖早期胰岛素代偿性分泌增多会导致高胰岛素血症的发生，进而刺激食欲，使肥胖者摄入更多碳水化合物，促使更多葡萄糖转化为脂肪，加重肥胖的进展。到代偿机制逐渐消失时，肥胖患者的胰岛素分泌往往不足，无法满足这一需求，从而导致血糖升高，加剧糖尿病的病情。同时，糖尿病患者的身体无法有效利用血糖，导致激素分泌与能量代谢失衡，促进脂肪的合成和积聚，进一步加重肥胖的程度。

肥胖和糖尿病之间的这种相互影响，使得疾病的控制和管理变得更加困难。

二、逆转密码：把胰腺从“996”工作中解救出来

无论是有糖尿病风险的肥胖人群还是伴有 2 型糖尿病的肥胖患者，减去多余脂肪，都能够将胰腺从繁忙的工作中解救出来。因此，减重是非常重要的治疗手段！

（一）吃动结合

1. 饮食管理

肥胖患者出现胰岛素抵抗的主要原因就是吃得太多导致血糖过高，所以在大快朵颐之前，还请考虑一下要吃的东西中含有多少糖类，多少脂肪。

主要考虑的指标有两个：一个是食物的升糖指数，指的是不同食物在含相同量的糖时，能升高血糖的相对能力；另一个要考虑的指标是血糖负荷，指的是将食物中碳水化合物的数量与质量相结合，表示一定重量的食物，对人体血糖影响程度的大小。

如果您觉得考虑这么多太过麻烦，那就请您牢牢记住下面几点：

（1）少吃深加工的食物，如蛋糕、饼干等。

（2）远离奶茶、炸鸡这些高能量、高油脂的所谓“美食”，多吃蔬菜及含糖量较低的水果。

（3）多吃粗粮，延长食物在体内的消化时间，增加饱腹感。

2. 运动管理

运动不但具有消耗能量、降低体重的作用，还能提高身体对胰岛素的敏感性，因此非常适合有糖尿病风险的肥胖人群及伴有 2 型糖尿病的肥胖患者。

不要急于求成，体重较大者开始运动时如果选择较为剧烈的运动，很可能会导致骨关节疾病的发生，欲速则不达。肥胖的糖尿病患者运动必须要配合饮食的控制，强调坚持的重要性，早期可以根据自己的身体情况，进行频率、强度的调整，每次运动消耗 200～300 千卡比较合适。

另外，要防止肌肉拉伤与膝关节的损伤，体重基数大者尽量避免跳绳等可能导致膝关节受损的运动，在餐后 30～60 分钟运动，选择轻、中度的有氧运动，如走路、慢跑、游泳，骑自行车、哑铃操等，或者选择传统功法，如八段锦、易筋经、太极拳等，每次不少于 30 分钟。

总之建议采取中低强度、长时间连续性的有氧运动，这样来消耗热量达到减肥的目的。

（二）定期筛查

考虑到超重/肥胖是糖尿病或糖尿病前期的最大风险因素之一。在肥胖大流行的当下，建议超重/肥胖（$24.0kg/m^2 \leqslant BMI < 28kg/m^2$、$BMI \geqslant 28kg/m^2$）没有糖尿病症状，且血糖水平正常的 35～70 岁非妊娠人群，每 3 年进行定期筛查。

（三）中医调养

根据九体医学健康计划，对患病人群进行统计，我们发现气虚质、阴虚质与痰湿质三类人群最容易患糖尿病。因此除了上述方法外，还可以运用一些中医疗法进行调理。

1. 按摩

用拇指的指腹对下文推荐的穴位进行按压，并做环状的按揉，每次 2～3 分钟。

2. 艾灸

艾灸可以改善血液循环，调节糖脂代谢。建议使用艾条，艾灸下文推荐的穴位，每日 1 次，每次 15～20 分钟。

3. 推荐穴位

（1）足三里：位于小腿前外侧，犊鼻下 3 寸，胫骨前嵴外一横指处，犊鼻与解溪的连线上，可补中益气，健脾和胃，理气降逆，为强壮保健要穴。

（2）三阴交：内踝尖上 3 寸，胫骨内侧缘后际，可益气健脾，培补肝肾。

（3）关元：脐中下 3 寸，前正中线上，可补肾培元，温阳固脱。

（4）太溪：内踝尖与跟腱之间的凹陷中，可回阳益肾，调理冲任。

（5）涌泉：位于足底，屈足卷趾时足心最凹陷中；约当足底第 2、3 趾蹼缘与足跟连线的前 1/3 后 2/3 交点凹陷中，可滋肾清热，降逆通络，缓解疲劳。

4. 中医药膳

（1）茯苓豆腐

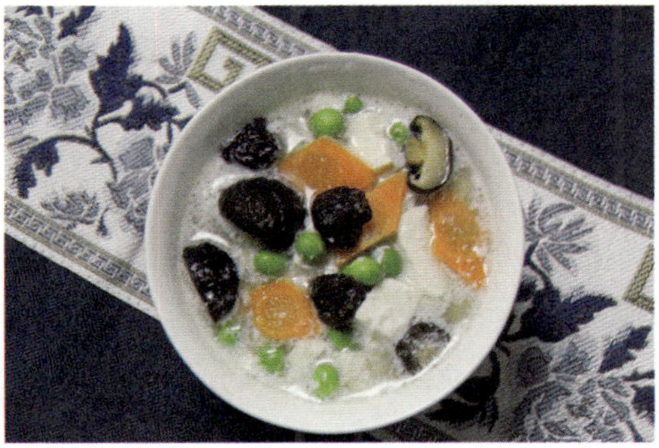

【原料】茯苓粉 30g，松子仁 40 克，豆腐 500g，胡萝卜、菜豌豆、香菇、玉米、蛋清、盐、料酒、胡椒粉、原汤、淀粉各适量。

【制法】豆腐用干净棉纱布包好，压上重物以沥除水；干香菇用水发透，洗净，除去柄上木质物，大者撕成两半；菜豌豆去筋，洗净，切作两段；胡萝卜洗净切菱形薄片；蛋清打入容器，用起泡器搅起泡沫。将豆腐与茯苓粉拌和均匀，用盐、料酒调味，加蛋清混合均匀，上面再放香菇、胡萝卜、菜豌豆、松子仁、玉米粒，入蒸笼用武火煮 8 分钟，再将原汤 200g 倒入锅内，用盐、料酒、胡椒粉调味，以少量淀粉勾芡，淋在豆腐上即成。佐餐食用。

【功效】健脾化湿，消食减肥。

（2）玉竹粥

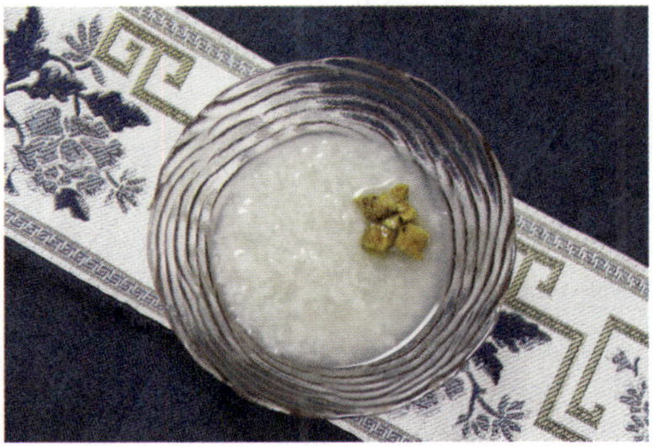

【原料】玉竹 15～20g（鲜者用 30～60g），粳米 100g，冰糖少许。

【制法】先将新鲜玉竹洗净，去掉根须，切碎煎取浓汁后去渣，或用干玉竹煎汤去渣，入粳米，加水适量煮为稀粥，粥成后放入冰糖调味，稍煮一二沸即可。可作早晚餐食用，5～10 日为 1 个疗程。

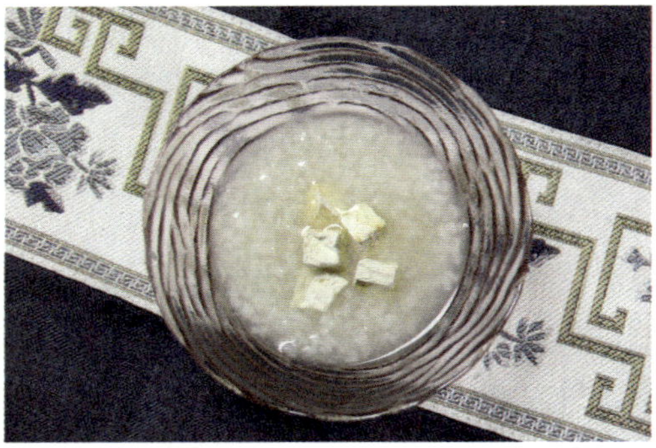

【功效】滋阴润肺，生津止渴。

（3）葛根粉粥

【原料】葛根粉 30g，粳米 100g。

【制法】粳米加水适量武火煮沸，改文火再煮半小时加葛根粉拌匀，至米烂成粥即可。每日早晚服用，可连服 3～4 周。

【功效】清热生津，除烦止渴。

第二节　心有多重，路有多远：肥胖与冠心病的探戈

最新的流行病学数据显示，中国心血管病的患病率和死亡率呈上升趋势，其中冠心病是中国心血管病最主要的类型，在心脑血管病总病例中占比约 40%，然而冠心病患者的总体超重/肥胖率超过 50%，在欧美国家尤甚（阿根廷接近 90%）。

一、糖脂风暴：陷入危机的冠状动脉

冠心病，全称为冠状动脉粥样硬化性心脏病（后文统称“冠心病”），是由心脏的冠状动脉发生动脉粥样硬化，导致管腔狭窄或闭塞，从而导致心肌缺血缺氧引起的疾病。超重 / 肥胖是影响冠心病的重要危险因素，在你疯狂摄入糖分与脂肪超标的食物，体重一点点增加时，冠状动脉正在逐步陷入重大危机。研究发现，BMI 越高，冠心病的发病率越高，而肥胖者患冠心病的概率为正常人的 2～3 倍。此外，肥胖与冠心病死亡率之间存在正相关关系，超过平均体重 40% 的患者，死亡风险会增加 1 倍。

（一）逐渐硬化的动脉血管

什么是动脉粥样硬化——动脉粥样硬化主要由于动脉血管内膜破坏、脂肪异常堆积在破损的内膜中、动脉纤维组织增生及钙质沉着，导致动脉壁增厚变硬、血管狭窄，是冠心病发生的最主要病因。

如果我们把动脉血管看作水管，动脉粥样硬化就像是原本光滑通畅的水管

逐渐积累水垢，变得堵塞。想象一下家里的自来水管，如果长时间不清理，管内壁可能会积累水垢和其他杂质，导致水流变细甚至完全阻塞。同样地，人体内的动脉，这条输送血液的重要管道，其内壁也可能会因为各种原因而受损。动脉内壁受到损伤，就像水管内壁出现了划痕，脂肪等物质就容易在这些“划痕”处沉积下来，形成斑块。随着时间的推移，这些斑块不仅会吸引更多的脂肪沉积，还会促使周围的组织过度生长，就像水管内的水垢越来越厚一样，使得动脉壁逐渐加厚变硬，导致血管内部的空间变得越来越小。

这个过程对心脏的影响尤为严重，因为它会导致向心脏供血的冠状动脉变得狭窄，影响对心肌的供血，减少了心脏肌肉获得的氧气和营养，这就是为什么动脉粥样硬化是引起冠心病的主要原因之一。

另外，对于那些体重超标的人来说，体内的“脂肪仓库”过于丰富，这就像是给水管内的水垢提供了源源不断的材料，加速了管道的堵塞过程，从而增加了发生冠心病的风险。

（二）不堪重负的心脏

心脏在人体中的重要性可以等同于汽车的发动机，不过这里要特别指出的是，心脏是一台非常精密且强大的“生物发动机”。想象一下，如果一台小轿车的发动机试图驱动一辆重型卡车，那结果可想而知——发动机长期超负荷工作，必然会因为不堪重负而损坏。同样的道理，对于肥胖者来说，他们的心脏日复一日地负担着超限度的工作，早晚有一天会因为过度劳累而罢工。

具体来说，肥胖者的体内循环血量比普通人要多得多，这是因为多余的脂肪组织需要血液供应，以获取必要的氧气和营养物质。同时，这也意味着心脏必须更加努力地工作，以确保足够的血液能够输送到全身各个部位。长期处于这种高强度的工作状态，心脏的肌肉（即心肌）就需要消耗更多的氧气来维持正常的功能，当心肌对氧气的需求超过了实际的供给时，就会出现心肌缺氧的情况。这种情况就如同发动机在缺乏足够燃料的情况下运行会效率降低，甚至可能出现故障。

长期的心肌缺氧不仅会影响心脏的工作效率，还可能导致心脏结构的变化，比如心肌细胞的损伤或死亡，进一步削弱心脏的功能。长此以往，这种持续的心肌缺氧状态会大大增加冠心病的风险，因为冠状动脉（负责为心脏本身供血的血管）可能会因为长期的高负荷工作而发生粥样硬化，进而引发一系列的心血管问题。

（三）难以重新构建的心脏侧支循环

当冠心病悄然降临，我们体内的冠状动脉便遭遇了“交通拥堵”，无法顺畅地为心脏输送生命所需的氧气与血液。然而，人体是一台精密的生命机器，拥有一套非常完善的“应急处理方案”，就像在城市中的一条主干道因施工封闭后，人们会寻找或开辟新的小路绕行一样，心脏也会在冠状动脉受阻时，自行搭建起一套“生命旁道”，这就是所谓的侧支循环。通过这些新形成的微小血管网络，心脏能够继续获取必要的氧气与养分，维持其正常运作。

然而，“生命旁道”的高效运行，并不是没有条件的。要想让一条马路长时间的使用，必须要定期进行修缮维护，而定期的身体锻炼就像是对这些道路进行维护，确保它们畅通无阻。遗憾的是，对于体重超标的朋友而言，由于日常体力活动量较少，他们的血液循环往往较为迟缓，这无疑加大了心脏自主建立有效侧支循环的难度。

（四）相伴而来的诸多并发症

肥胖时常与高血压、高血脂、高血糖、脂肪肝等问题相携相伴，而这些问题恰好也是冠心病的危险因素，它们的共同作用使肥胖者的冠心病危险成倍增加。

二、逆转密码：编写细胞引擎的燃脂程序

对于肥胖患者来说，改善新陈代谢，减掉多余的脂肪，就是给心血管系统减负，让心脏和血管更加健康，远离心脑血管疾病的威胁。

（一）控能减脂

1. 控制热量

根据《中国健康生活方式预防心血管代谢疾病指南》（后文均简称为《指南》）提出的建议，控制热量应当从合理膳食与适量运动两方面进行。

（1）合理膳食：合理膳食可以预防心血管代谢疾病的发生，《指南》给出了详细的建议（见下表）。

食物种类	膳食建议
谷薯类	每天摄入250～400g，粗细搭配，常吃杂粮、杂豆，如小米、玉米、燕麦、红小豆、绿豆、芸豆等
蔬菜与水果	每天摄入≥500g，包括每天摄入新鲜蔬菜300～500g，深色蔬菜应占一半；每天摄入新鲜水果200～350g，不以果汁代替
鱼类	每周摄入≥300g（300～525g），建议采用煮、蒸等非油炸类烹饪方法
肉类	每天摄入畜禽类40～75g，红肉（如猪、牛、羊肉类）摄入量不宜过多
蛋类	每周吃鸡蛋3～6个，同时注意每天膳食胆固醇摄入不宜过多
大豆及坚果类	每天食用大豆25g（相当于南豆腐125g或豆腐丝50g）。坚果类适量，每周50～70g
奶类及乳制品	每天喝液态奶150～300g（常见袋装牛奶为180mL；盒装为250mL）
茶	适量饮茶，每月茶叶消耗量为50～250g，绿茶为宜
含糖饮料	不喝或少喝含糖饮料
盐	每天摄入钠盐＜5g（不超过啤酒瓶盖平铺量），烹饪时少放盐，少吃腌制食品以及黄酱、腐乳等
食用油	每天不超过20g（约2瓷勺），多选用菜籽油、玉米油、葵花籽油、豆油、亚麻籽油、茶油和橄榄油等，并调换使用
复合维生素及脂肪酸	不建议单独服用膳食补充剂预防心血管代谢疾病。孕妇等特殊人群服用膳食补充剂前请咨询医生

下图直观地显示了推荐的食物类型搭配和所占比例：约一半是蔬菜，四分之一是富含蛋白质的食物（肉、鱼、蛋、奶制品和豆类），最后四分之一是碳水化合物。水果（苹果、香蕉等）显示在盘子的边缘，表示可以在两餐之间食用。

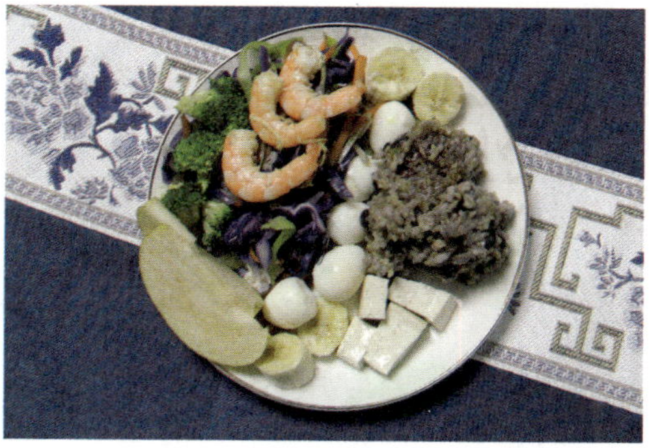

（2）适量运动：保持规律运动可以降低心血管疾病、2型糖尿病等疾病的发病风险；同时可以有效消除压力，缓解抑郁和焦虑，改善认知、睡眠和生活质量。运动量可以依据下表中中国营养学会提出的成年人推荐活动与活动量来

进行选择，而具体的运动方式在后文会详细介绍，此处不作赘述。

	推荐活动	时间
每天	主动进行身体活动 6000 步	30～60 分钟
每周	至少进行 5 天中等强度身体活动	150～300 分钟
鼓励	适当进行高强度有氧运动和抗阻运动	每周 2～3 天，隔天进行
提醒	减少久坐时间，每小时起来动一动	

2. 减少脂肪

饱和脂肪酸会使血液中的总胆固醇、甘油三酯和低密度脂蛋白胆固醇水平均升高，进而易诱发心血管疾病。因此，在日常膳食中，建议少吃高脂肪、高胆固醇的食物，少食动物油脂及椰子油，以食植物油为主，严格限制肥肉、蛋黄、油炸食品、动物内脏和脑、鱼子、墨鱼、鱿鱼、蚌等；多吃新鲜蔬菜、水果和薯类，蔬菜推荐营养价值高的深色蔬菜、十字花科蔬菜（如小白菜、大白菜、芥蓝、萝卜等）、菌藻类（如香菇、木耳、紫菜、海带等）。

针对我们的心血管健康问题，还要给大家介绍一种非常著名的饮食方式——地中海饮食，其泛指希腊、西班牙、法国和意大利南部等处于地中海沿岸的南欧各国以蔬菜水果、鱼类、五谷杂粮、豆类和橄榄油为主的饮食风格（后文我们会详细介绍这一饮食结构，此处不加以赘述）。研究发现地中海饮食可以减少患心脏病的风险，还可以保护大脑免受血管损伤，降低发生中风和记忆力减退的风险。

（二）改变饮食结构

营养学家发现生活在欧洲地中海沿岸的意大利、西班牙、希腊、摩洛哥等国居民心脏病发病率很低，普遍寿命长，且很少患有糖尿病、高胆固醇等现代病，经过大量调查分析，谜底逐渐被揭开，发现这与该地区的饮食结构有关。此前的诸多研究显示地中海式饮食可帮助降低罹患心脏病、中风、认知障碍（如阿尔茨海默病）的风险。

1. 地中海饮食结构特点

（1）以种类丰富的植物食品为基础，包括大量水果、蔬菜、土豆、小麦、大麦、燕麦、大米、稞麦、玉米、豆类、坚果、种子等。富含该类食物的均衡食谱可以促进健康，控制体重；这类食物主要提供维生素、矿物质、能量、抗氧化剂及纤维。

（2）对食物的加工尽量简单，并选用当地、应季的新鲜蔬果作为食材，避免微量元素和抗氧化成分的损失。

（3）烹饪时用植物油（含不饱和脂肪酸）代替动物油（含饱和脂肪酸）以及各种人造黄油，尤其提倡用橄榄油。

（4）脂肪占膳食总能量最多35%，饱和脂肪酸只占不到7%～8%。

（5）适量吃一些奶酪、酸奶类的乳制品，最好选用低脂或者脱脂的。此类食品中的钙能促进骨骼健康，低脂脱脂的乳制品也降低了此类食品中原有脂肪带来的副作用。

（6）每周吃两次鱼或者禽类食品（多项研究显示鱼类营养更好）。

（7）一周吃不多于7个鸡蛋，包括各种烹饪方式。

（8）用新鲜水果代替甜食。

（9）每月最多吃几次红肉，总量7～9两（350～450g），而且尽量选用瘦肉。

（10）适量饮用红酒，最好进餐时饮用，避免空腹。男性每天不超过两杯，女性不超过一杯。

（11）除平衡的膳食结构之外，地中海式饮食还强调：适量、平衡的原则，健康的生活方式，乐观的生活态度，每天坚持运动。

（三）合理运动

调查研究发现，冠心病患者大多伴有超重/肥胖，可能与缺乏良好的有氧运动习惯存在一定相关性。运动作为冠心病一级预防的重要手段之一，能够有效增强体质，提高心肺功能，还能够引导肥胖人群培养健康的生活方式。

老年人要结合身体状况选择活动形式，不宜做过激过劳的运动，同时应注意加强运动锻炼时的安全意识，以防发生意外；年轻人运动强度可以适当增加，如慢跑、乒乓球等，但应注意循序渐进、持之以恒。为了有益于心肺健康，所有活动都应至少持续10分钟。

对于体重基数较大的人群，建议可以选择太极拳、八段锦等传统保健运动。打太极拳过程中的“气沉丹田”能够通过负压的规律性改变，增加右心房输出量，改善心肌组织缺血缺氧，能够有效改善患者心功能状况，抑制缺血后心肌重构。八段锦能柔筋健骨、养气行气、活血通络，从而调和五脏六腑功能，改善血管、神经、体液调节功能，加强血液循环。

（四）定期体检

定期进行体检是发现潜在冠心病风险的重要手段。通过心电图、超声心动图等检查，可以及时发现心脏结构和功能的异常变化，为早期干预和治疗提供依据。

（五）中医调养

研究发现，冠心病患者以血瘀质、痰湿质、气虚质多见，且此三种体质与冠状动脉病变严重程度存在一定相关性，这三种体质的人群，除了以上提供的一些调理方法，还可以采用下面的中医方法进行调养。

1. 按摩

用拇指的指腹对下文推荐的穴位进行按压，并做环状的按揉，每次2～3分钟。

2. 艾灸

艾灸可以改善血液循环，调节糖脂代谢。建议使用艾条，艾灸下文推荐的穴位，每日1次，每次15～20分钟。

3. 推荐穴位

（1）内关：位于前臂掌侧，在曲泽与大陵的连线上，腕横纹上2寸，掌长肌腱与桡侧腕屈肌腱之间，可宁心安神。

（2）膻中：位于前正中线上，平第4肋间，两乳头连线的中点，可理气宽胸。

（3）心俞：在第5胸椎棘突下，后正中线旁开1.5寸，可安神定志。

（4）劳宫：横平第3掌指关节近端，第2、3掌骨之间偏于第3掌骨，握拳屈指时，中指指尖处，可开窍醒神，清心泻热。

（5）太冲：第1、2跖骨间，跖骨底结合部前方凹陷处，或触及动脉搏动，是肝经原穴，可平肝熄风，疏肝理气。

4. 中医药膳

（1）玉屏风散粥

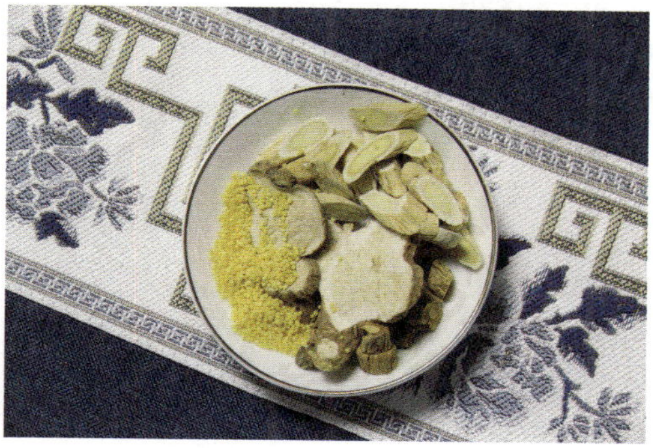

【原料】黄芪 150g、白术 60g、防风 50g（注：三味药各为 100 日量），小米 50g（一日量）。

【制法】将黄芪、白术、防风用烤箱烤干，但不可烤焦。将烤干的三味药材用果汁机打碎，充分混合，保存在有盖子的干燥瓶子内。在锅中放入用冷水清洗的小米及 800mL 水，用大火煮沸后，再以小火煮 20 分钟。注意不要溢出或烧焦，有时要打开盖子稍微搅拌一下。再一次用强火煮 3 分钟，然后关掉火，加入打碎的药物粉末 2.5g，充分混合，盖上盖子，蒸 5 分钟后便可食用。可作早晚餐食用。

【功效】补气健脾。

（2）黑豆川芎粥

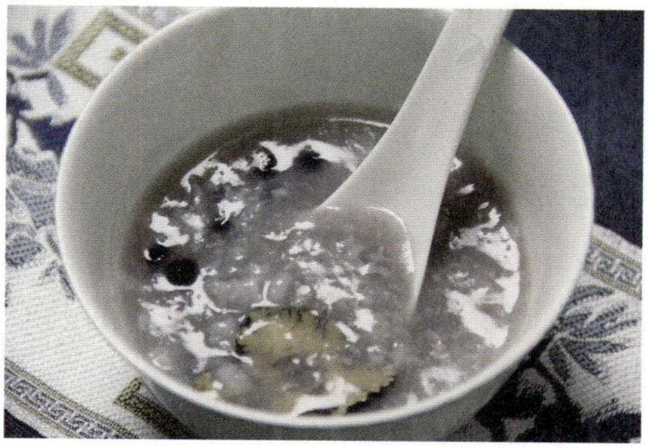

【原料】川芎 10g，黑豆 25g，粳米 50g，红糖适量。

【制法】用纱布包裹川芎，和黑豆、粳米一起水煎煮熟，加入适量红糖，分两次温服。可作早晚餐食用，5～10 日为 1 个疗程。

【功效】活血祛瘀，行气止痛。

第三节 鼾声警报：内脏脂肪的午夜叛乱记录

大家可能都听过身边人打鼾，有时鼾声震耳欲聋，有时却又突然消失，短则数秒，长则数分钟，稍后鼾声又重新出现，扰人清梦。这就是本节要为各位读者介绍的一种疾病，在生活中极易被人忽略，它的全称叫作阻塞性睡眠呼吸暂停综合征（后文简称睡眠呼吸暂停或睡眠呼吸暂停综合征），是指睡眠期间反复发生的上气道塌陷阻塞引起的呼吸暂停和通气不足，伴有打鼾、日间过度嗜睡、夜间憋醒、疲乏等症状，是成人常见的慢性睡眠障碍性疾病。据报道，男性睡眠呼吸暂停的患病率为 38%，中度或重度睡眠呼吸暂停的患病率为 17%。绝经前女性的患病率约为男性的一半，但绝经后会接近男性。研究发现，体重每增加 10%，睡眠呼吸暂停的患病风险会增加 6 倍。

一、脂肪夜袭：“肥胖—压迫—缺氧—更肥胖”的死亡循环

近年来，肥胖患病率的迅速上升与睡眠呼吸暂停患病率的增加并行，二者具有相同的致病因素，而它们之间又同时存在双向因果关系，相互影响和加重。研究表明未经治疗的重度睡眠呼吸暂停综合征患者死亡率比普通人群高 3～8 倍，肥胖是睡眠呼吸暂停的最强危险因素，而睡眠呼吸暂停又可以加重肥胖，形成恶性循环。

（一）内脏脂肪带来的气道危机

1. 气道形态改变

对于体重超标的朋友来说，身体上的变化不仅仅表现在腰围的增粗，还常常伴随着脖子变粗的现象，这是因为多余的脂肪不仅喜欢在腰部安家，同样也会在我们的颈部和咽喉部位堆积起来。这种脂肪的积累就像是给我们的呼吸道紧紧缠上了一层厚厚的“围巾”，使得原本宽敞的呼吸通道受到外部的挤压，变得狭窄。

当我们在吸气时，这根无形的“围巾”会变得更加紧绷，增加了气道被压扁的风险，就好比用一根被挤压的吸管来喝水，难度可想而知。

到了夜晚，当我们躺下休息时，这种情况会变得更加严重。由于重力的作用，咽喉部位的脂肪组织会向下坠，所有的重量都压在呼吸道上，这可能会部分甚至全部地阻塞我们的呼吸通道，从而导致睡眠中的呼吸暂停现象。

2. 内脏脂肪积聚

中心性肥胖，也就是我们常说的“苹果型”肥胖，其特点在于脂肪主要积聚在腹部，这种类型的肥胖不仅仅反映在外在腰围的显著增加上，更重要的是它会导致体内内脏脂肪增多。这些额外的脂肪堆积在内脏之间，就像是给它们穿上了一层厚厚的棉衣，这层“棉衣”占据了腹腔空间，导致膈肌（位于胸腔和腹腔之间的肌肉）位置被迫上移。

膈肌位置上移，就像是胸部和腹部之间的弹簧被压缩了，使得胸廓（即胸腔的骨架结构）的灵活性、顺应性下降。我们想象一个气球，当它的弹性减弱时，就很难被吹大。同理，在吸气时，由于胸廓的顺应性下降，下呼吸道对气管和上气道的牵拉作用也会减弱。这意味着，气流通过呼吸道时所受到的支持减少了，进而使得咽部（喉咙后方的部分）的壁变得更加柔软和容易塌陷。

在人处于睡眠状态，特别是平躺时，这种效应会被进一步放大。因为在这种体位下，重力会让咽部的软组织向后坠落，就像是床单会从床边垂向地面，很容易覆盖住下面的空间，进而导致气道部分或完全关闭，从而引起呼吸暂停。长此以往，这种睡眠呼吸问题不仅会影响睡眠的质量，还会对心脏和大脑等重要器官的功能产生负面影响。

3. 肺功能改变

如同上文所述，过多的脂肪堆积在腹腔、胸腔时，像绳索紧紧束缚着脏器和肌肉，也显著限制胸廓和膈肌的运动。当胸廓不能够正常活动时，胸腔中的肺扩张当然也会受到影响，而膈肌同时也不能够顺利下降，导致呼吸时进入肺中的空气明显减少，长此以往，肺功能必然会下降。

（二）在鼾声中逐渐增加的体重

在我们的身体里，有一个精妙的调节系统，它就像一个内部指挥家，确保我们的生理机能和谐运作，而在这个系统中，睡眠扮演着不可或缺的角色。

研究表明，当一个人遭遇睡眠障碍时，这个内部的指挥家就可能失去对两种重要激素——胃饥饿素（一种促进食欲的激素）和瘦素（一种抑制食欲的激素）的精准调控。最终，这种失衡会导致我们体内的能量消耗下降，同时食欲却意外地增强，最终可能导致体重增加。

对于那些已经面临超重或肥胖的人来说，这样的变化无疑是雪上加霜，使他们的情况更加复杂。更糟糕的是，肥胖本身就能引发或加剧睡眠呼吸暂停的问题，在睡眠过程中反复出现呼吸中断，而一旦睡眠质量因为呼吸暂停受到影响，上述的激素失衡状况就会进一步恶化，进而加重肥胖的程度。这样，肥胖与睡眠障碍之间便形成了一种恶性循环，两者相互作用、彼此助长，使得摆脱这一困境变得愈发困难。

（三）睡眠呼吸暂停综合征对人体的危害

睡眠就像是身体的自然修复程序，在睡眠期间，身体进行着一系列关键活动，包括细胞修复、记忆巩固、免疫系统强化以及荷尔蒙调节等。良好的睡眠有助于恢复精力，提高日间的警觉性和工作效率，增强学习能力和创造力。此外，充足的睡眠还能促进情绪稳定，减少焦虑和抑郁的风险，对维持整体身心健康至关重要。如果睡眠质量得不到保障，那么我们的身体健康也会遭受很大的危害。

1. 短期危害

（1）心血管系统：夜间频繁的呼吸暂停会导致血压升高，心跳加快，增加心脏负担，可能发生急性心血管事件。

（2）神经系统：缺氧可能导致头痛、头晕、记忆力减退和注意力难以集中，影响日间的正常工作与学习。

（3）日间功能：白天极度困倦、疲劳，影响工作和学习效率，增加事故发生的风险。

2. 长期危害

（1）心血管疾病：长期的低氧血症可导致高血压、冠心病、心肌梗死、心律失常和中风等严重疾病。

（2）代谢异常：影响胰岛素敏感性，增加 2 型糖尿病的风险；同时干扰胃饥饿素和瘦素的平衡，促进体重增加。

（3）神经系统损伤：长期缺氧可能引起认知功能下降，包括记忆力减退、执行功能障碍等。

（4）精神心理健康：长期的睡眠障碍可能导致情绪不稳定、焦虑和抑郁等心理问题。

（5）生活质量：持续的日间嗜睡和疲劳感显著降低生活质量和社交能力。

（6）其他健康问题：还可能与性功能障碍、胃食管反流病等其他健康问题关联。

二、逆转密码：打赢脂肪与氧气的能量守恒战

改善睡眠质量和管理体重是相辅相成的过程，对于打破肥胖与睡眠呼吸暂

停之间“缺氧—代谢抑制—更肥胖”的恶性循环至关重要。通过采取健康的生活方式，如规律作息、均衡饮食和适量运动，不仅能够提升睡眠质量，还能有效控制体重，从而避免陷入这个令人烦恼的循环之中。

（一）减重

肥胖是引起睡眠呼吸暂停最常见的原因，减肥是预防和改善睡眠呼吸暂停的关键，通过健康饮食和适量运动，控制体重，减轻颈部脂肪堆积，有助于改善气道通畅。因此，鼓励所有超重/肥胖者进行减重。

对于大多数超重和轻度肥胖的人来说，生活方式的调整应是首选。饮食控制和运动干预是最基础的手段。减少高热量、高糖分食物的摄入，增加蔬菜、水果和优质蛋白质的比例，配合规律运动，每周进行 150 分钟以上的中等强度运动，如快走、游泳或骑车，辅以适当的力量训练，增加基础代谢率，有效控制体重。

为预防和控制我国人群肥胖的发生发展，改善肥胖患者的体重，国家卫生健康委发布了《成人肥胖食养指南（2024 年版）》，针对肥胖人群的饮食行为和生活方式，提出 6 条原则和建议。

1. 控制总能量摄入，保持合理膳食

推荐每日能量摄入平均降低 30%～50%（降低 500～1000 千卡），或推荐每日能量摄入男性 1200～1500 千卡、女性 1000～1200 千卡的限能量平衡膳食；三大宏量营养素的供能比分别为：脂肪 20%～30%，蛋白质 15%～20%，碳水化合物 50%～60%；推荐早中晚三餐供能比为 3∶4∶3。

2. 少吃高能量食物，饮食清淡，限制饮酒

减少高能量食物摄入、多吃富含膳食纤维的食物，有助于控制膳食总能量；减重期间饮食要清淡，严格控制脂肪/油、盐、添加糖的摄入量，每天食盐摄入量不超过 5g，烹调油不超过 20～25g，添加糖的摄入量最好控制 25g 以下，严格限制饮酒。

3. 纠正不良饮食行为，科学进餐

重视早餐，不漏餐，晚餐勿过晚进食。建议在 17:00～19:00 进食晚餐，晚餐后不宜再进食任何食物，但可以饮水（如饮水后仍饥饿难忍或有低血糖风险

者，可以适当选择进食少许低能量高膳食纤维食物）。不暴饮暴食，应控制随意进食零食、饮料，避免夜宵。进餐宜细嚼慢咽，减缓进餐速度可以增加饱腹感，降低饥饿感。适当改变进餐顺序，按照蔬菜－肉类－主食的顺序进餐，有助于减少高能量食物的进食量。

4. 多动少静，睡眠充足，作息规律

每周进行150～300分钟中等强度的有氧运动，运动类型可以包括快走、慢跑、游泳、骑自行车等，每周5～7天，至少隔天运动1次；抗阻运动每周2～3次（或隔天1次），每次10～20分钟。如果能够按照上述的运动量坚持下去，每周通过运动可以消耗的能量约为2000千卡或以上。

减少静坐和被动视屏时间。每天静坐和被动视屏时间要控制在2～4小时以内。对于长期静坐或伏案工作者，每小时要起来活动3～5分钟。

按昼夜生物节律，保证每日7小时左右的睡眠时间，建议在夜里11点之前上床睡觉。

5. 食养有道，合理选择食药物质

根据中医学“药食同源”理论，结合中医辨证分型论治，成人肥胖不同证型选择不同的食药物质：胃热火郁证可选用石斛、麦芽、鲜芦根、荷叶等滋阴清热；痰湿内盛证可选用砂仁、芡实、党参、白扁豆、茯苓、山药、莲子、薏苡仁等渗湿化痰；气郁血瘀证可选用当归、桃仁、佛手、砂仁、山楂等行气活血；脾虚不运证可选用山药、莲子、白扁豆、黄芪、麦芽、砂仁、茯苓、木瓜、大枣等健运脾胃；脾肾阳虚证可选用山药、黄芪、肉桂、干姜等温阳散寒。虽然这些是药食同源的食材，但是具体食用方法还是需要咨询医生、营养指导人员等专业人员。

6. 安全减重，达到并保持健康体重

遵照循序渐进的原则科学减重，较为理想的减重目标应该是6个月内减少当前体重5%～10%，合理的减重速度为每月减2～4kg，建议在减重初始时设立体重减轻约每周0.5kg的目标。在减重过程中应注意自我监测，循序渐进，逐步减至正常体重。

（二）饮食起居

1. 改善睡眠习惯

保持规律的睡眠时间，避免熬夜和睡眠不足，睡眠环境要安静、舒适。在睡眠时取侧卧位，保证呼吸道最大限度打开，通气状况会随之得到改善，减少仰卧睡眠时间，同时适当抬高床头。

2. 戒烟限酒

戒烟和限制酒精摄入可以显著改善睡眠呼吸暂停症状。

3. 清淡饮食

饮食清淡，忌辛辣刺激食物，以免引起咽喉水肿，加重通气不畅。

4. 避免劳累

过度劳累后，在睡眠状态下，人体为了吸收更多的氧气，减轻疲劳，会不自觉的用嘴呼吸，使得软腭等软组织部分加剧震动，因此，避免过度劳累可以有效改善睡眠时的打鼾与缺氧症状。

（三）现代医学治疗

现代医学多使用持续气道正压通气（CPAP）或口腔矫正器治疗。持续气道正压通气是目前应用最广泛的一种呼吸机式疗法，能有效改善睡眠时的打鼾和缺氧，特别适用于中重度患者，方法是睡眠时戴一个与呼吸机相连的面罩，由呼吸机产生的强制气流增加上呼吸道内的压力，使上气道始终保持开放。口腔矫正器适用于持续气道正压通气治疗不耐受或者有不良反应的患者。

（四）中医调养

睡眠呼吸暂停综合征缺乏中医文献记载，但本病存在严重打鼾问题，其发病机理与打鼾相似，现代中医认为打鼾可能与肺气失调、痰湿过重或脾气虚有关，多见于痰湿质或气虚质，可通过按摩相关穴位，帮助调节脾气与肺气，运化痰湿，从而缓解打鼾。

1. 按摩

用拇指的指腹对下文推荐的穴位进行按压，并做环状的按揉，每次2～3分钟。

2. 艾灸

艾灸可以改善血液循环，调节糖脂代谢。建议使用艾条，艾灸下文推荐的穴位，每日 1 次，每次 15～20 分钟。

3. 推荐穴位

（1）阴陵泉：位于小腿内侧，胫骨内侧髁下缘与胫骨内侧缘之间的凹陷中，是脾经合穴，可健脾益肾，利水渗湿。

（2）丰隆：位于小腿外侧，外踝尖上 8 寸，胫骨前嵴外两横指处，可健脾化痰，行气活血。

（3）太白：位于足内侧缘，第 1 跖趾关节近端赤白肉际凹陷中，可益气和胃，健脾化湿。

（4）中脘：脐中上 4 寸，前正中线上，可健脾和胃。

（5）天枢：横平脐中，前正中线旁开 2 寸，可理气止痛，活血化瘀。

4. 中医药膳

（1）黄芪桂圆童子鸡

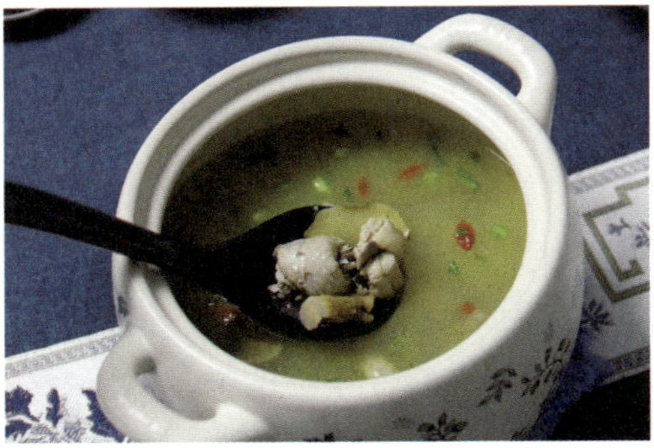

【原料】公童子鸡 1 只，黄芪 10g，桂圆 50g，冬笋 20g，鲜姜、醋、香油、酱油、盐、味精、料酒、食用油各适量，水淀粉少许。

【制法】将鸡处理干净后，放沸水锅中煮至七成熟时捞出（鸡汤留用），剁成长方形块，姜切末。炒锅烧热，放油 30g，姜末下锅后，稍煸，放入料酒、酱油，添入鸡汤（没过鸡块一指为宜）。鸡块、黄芪、桂圆、冬笋等下锅烧开后，改用小火慢炖，待鸡块烧烂，放入味精、盐，勾入少许水淀粉，把醋和香油加入锅中调匀即可。佐餐食用。

【功效】益气补虚。

（2）赤豆鲫鱼汤

【原料】鲫鱼 1 条（约 1000g），赤小豆 30g，陈皮 15g，辣椒 10g，草果 10g，料酒、生姜、葱段、胡椒粉、食盐各适量。

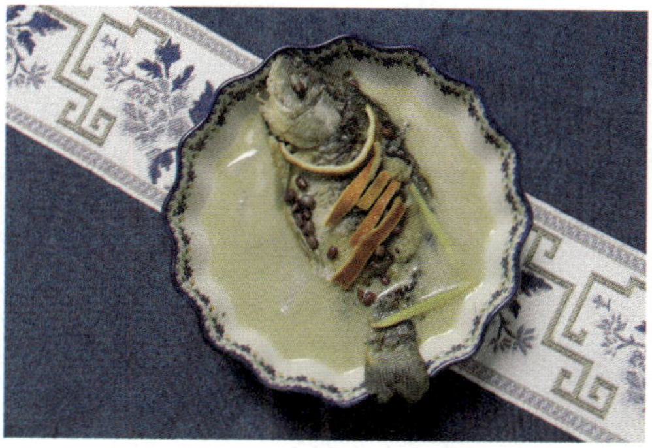

【制法】将鲫鱼去鳞、鳃、内脏，将赤小豆、陈皮、辣椒、草果填入鱼腹，放入盆中，加入适量料酒、生姜、葱段、胡椒粉，食盐少许，上笼蒸熟即可。佐餐食用。

【功效】健脾祛湿化痰。

第四节　脂肪肝警报：内脏的“垃圾处理厂”瘫痪实录

肝脏作为人体的“代谢工厂”，参与体内大部分物质的代谢过程，当人们大量摄入高脂肪、高热量食物时，肝脏超负荷运转，对脂肪的处理能力就会下降，出现肝脏的脂肪堆积。随着肥胖率的急剧上升，代谢相关脂肪性肝病（MAFLD）已经取代病毒性肝炎成为我国的第一大慢性肝病，在大家体检报告中频繁出现的脂肪肝就多为此型。在过去的二十年内，我国成人脂肪肝总患病率为 29.6%，并随着年份增长呈现出上升趋势，同时，其发病年龄也呈现出年轻化的趋势。随之而来的是肝硬化、终末期肝病和肝癌患者比例的上升。值得注意的是，我国肥胖患者脂肪肝患病率为 66.2%，甚至超过了总患病率的两倍；而在肥胖的儿童青少年中，脂肪肝的患病率高达 50%～55%。这足以说明肥胖与脂肪肝存在着潜在的联系。

一、无声的病变：体检单上的温柔一刀

肥胖和脂肪肝相互影响，密不可分，有时你感觉自己只是体重有些增加，实际上，体检单上早已出现脂肪肝警报。肥胖的人群更容易患脂肪肝似乎已经成为一个理所当然的共识。事实上，超重 / 肥胖人群的脂肪肝患病率也确实超过了 70%。尽管脂肪肝在瘦型身材人群中也很常见，但肥胖依旧是脂肪肝的主要危险因素。

（一）脂肪代谢失衡

肥胖和脂肪肝均由脂肪代谢失衡所引起。

肝脏在脂质代谢中起着特别重要的作用，它能合成脂蛋白，有利于脂质运输，也是脂肪酸氧化和酮体形成的主要场所。正常时肝的含脂质量不多，约为4%，其中主要是磷脂。若脂肪代谢失衡，肝脏不能及时将脂肪运出，脂肪在肝细胞中堆积，就会形成脂肪肝。在肝脏中堆积的脂肪就像一个叛变的危险分子，会影响肝细胞功能，甚至破坏肝细胞，使结缔组织增生，造成肝硬变。

肥胖的人大多由于饮食摄入过多高糖高脂肪食物，导致体内脂肪比较多。这一类人，特别是腹部肥胖的人，之所以容易发生脂肪肝，是因为腹部周围的脂肪细胞对刺激比较敏感，以致由腹部脂肪细胞输送至肝的脂肪酸增加。这些脂肪酸在肝内除了一部分能合成磷脂和胆固醇外，大部分则是被用来合成甘油三酯。新合成的甘油三酯在与肝细胞内的载脂蛋白结合后释放入血，这时候的载脂蛋白就相当于一辆辆车，而甘油三酯就是车上的乘客，当肝内乘客（甘油三酯）的数量过多，超过车辆（载脂蛋白）的载客量时，就可导致甘油三酯在肝内堆积形成脂肪肝。

此外，肥胖的人多合并有糖耐量减低和高胰岛素血症，在肥胖性脂肪肝的发病机制中起了重要作用，由于周围组织对胰岛素敏感性降低，肌肉摄取葡萄糖的功能也就随之下降，以致葡萄糖不能被充分利用，过剩的葡萄糖不断刺激胰岛细胞分泌大量的胰岛素，肝脏在胰岛的作用下，以葡萄糖和脂肪酸为原料合成大量的甘油三酯，发生内源性高脂血症和脂肪肝。

（二）胰岛素抵抗的影响

胰岛素抵抗作为一种普遍的临床现象，在2型糖尿病和非酒精性脂肪肝等多种疾病的病理生理过程中扮演着重要的角色。肥胖不仅是胰岛素抵抗的一个主要诱因，也是导致脂肪肝的关键因素。

脂肪肝是指肝脏中脂肪的积累超过正常范围。而胰岛素抵抗引起的高胰岛素水平会促进脂肪酸的合成，并抑制脂肪酸的氧化，导致脂肪在肝脏中的存储增加，进而引起脂肪肝。另外，胰岛素抵抗还会增加血液中胆固醇和甘油三酯水平，进一步促进该疾病的形成。目前越来越多的研究提示胰岛素抵抗是代谢综合征的病理生理基础，而胰岛素抵抗又与血循环、肝细胞内的游离脂肪酸的蓄积、脂肪细胞中肿瘤坏死因子-α 超表达以及铁的蓄积、瘦素等因素息息相关，从而影响脂肪肝和非酒精性脂肪性肝炎的发病。

尽管脂肪肝中胰岛素抵抗的影响程度尚未明确。但曾有研究明确指出，胰岛素抵抗在脂肪肝的发病过程中扮演着核心角色。脂肪组织胰岛素抵抗为肝脏提供了过量的游离脂肪酸，这一过程是肝脏甘油三酯的重要来源，进而推动了脂肪肝的形成。

肥胖常与 2 型糖尿病、高血压、血脂异常同时存在，医学上称之为代谢综合症。代谢综合症共同的致病基础是胰岛素抵抗。目前已经证实，肥胖者存在明显的胰岛素抵抗，其标志为代偿性的高胰岛素血症，而高胰岛素血症又会通过刺激食欲增加进食，加重血脂代谢紊乱，促使葡萄糖转化为脂肪，加重肥胖的进展。而体重减轻后，胰岛素敏感性又能够得到改善。

（三）肥胖引发脂肪肝的危害

脂肪肝首先会导致肝脏负担的增加，从而使肝细胞持续处于超负荷状态，影响其正常生理功能。长期肝脏负担增加可能导致肝细胞受损、炎症等发生概率上升。且脂肪肝如果不加以控制，导致肝脏产生纤维化，就会进一步发展为肝硬化，进而增加肝衰竭和肝癌的风险。

肥胖引起的脂肪肝也会对人体其他部位产生不良影响。肥胖和脂肪肝都是因为脂肪的过度堆积，而过度的脂肪组织，本身就会引起一些炎症，从而大大增加了人体的患病概率。根据上文我们知道，大量脂肪的堆积会引起胰岛素抵抗，从而导致血糖的异常，进而发展为糖尿病；脂肪的过量堆积也会引起心脏负担的加重，导致血压的升高，甚至增加患癌的风险。

二、破解脂肪肝的四大认知陷阱

1. 脂肪肝不需治疗

很多人认为脂肪肝不是真正的疾病，只是一种亚健康状态，根本无需治疗；也有部分人认为脂肪肝无药可治或者治疗效果不好。事实上，只要有正确的认识，能够区分不同病因、病变的不同阶段从而采取不同的治疗措施，就有可能获得较好的疗效。

2. 只有药物才能治疗

主要表现为保肝药物、减肥药物或降脂药物的依赖或滥用，而忽视饮食、运动等基础治疗。药物不是治疗脂肪肝的唯一措施，也非首选措施，应采取因病、因人而异，充分重视基础治疗、结合必要的药物辅助或强化治疗的综合方案。

3. 瘦人不患脂肪肝，多食水果必有益

事实上，35% 的非酒精性脂肪肝患者并不肥胖，5% 的患者没有肥胖、胰岛素抵抗、高脂血症等危险因素，正因其发病机制目前尚未系统阐明，所以当前无法妄下定论。而长期无节制摄食富含糖类的水果，则有可能导致血糖血脂升高，体重增加。因此，合并糖尿病、脂血症和肥胖的脂肪肝患者应减少葡萄、荔枝、榴莲、西瓜、菠萝、甘蔗、菠萝蜜等高果糖水果的摄入，而尽可能选择含糖量低的水果，如黑莓、树莓、草莓、蓝莓、桑葚、覆盆子等莓果类水果，且量不宜过多。新鲜蔬菜含糖量低，富含各种维生素，也是脂肪肝患者理想的选择。

4. 只看到脂肪肝，看不到代谢综合征

这是脂肪肝防治过程中易被忽视的一个误区。代谢综合征是多种代谢成分异常聚集的病理状态，是一组复杂的代谢紊乱症候群，是导致糖尿病、高血压等心脑血管疾病的危险因素。因此脂肪肝患者应该在专科医生指导下治疗，不要随意自己吃药，以免产生不良的反应。

三、逆转密码：把多余脂肪赶走为肝脏减负

肝内脂肪堆积的程度与体重成正比，重度肥胖者脂肪肝病变率为 61%～94%；肥胖人群体重得到控制后，其脂肪浸润可减少或消失。所以，要想预防脂肪肝，先要从控制体重开始。

（一）控制饮食，改变饮食结构

1. 合理的饮食结构

（1）限钠：减少肥胖首先应该减少盐的摄入，成人每天适宜的盐摄入量应在 5g 以下。

（2）限制总热量：脂肪肝患者每天摄入热量宜为1200～1500千焦，以摄入低脂肪、低热量、高蛋白的食物为宜。

（3）饮食均衡：预防高脂血症和脂肪肝要尽早，从儿童时开始，从生活中开始，养成良好的生活习惯。家族中有高脂血症、冠心病、糖尿病遗传因素者更要注意合理膳食。每日三餐要调配合理，做到粗细搭配，营养平衡。控制高能量、高糖、高脂肪饮食，适当提高蛋白质摄取，补充蔬菜、水果、维生素、矿物质；控制体重，维持相对正常的血脂、血糖水平和热量的摄入。

（4）控制某些食物的摄入：①高糖食物：白糖、冰糖、水果糖、巧克力糖、甜点心等。②高脂肪食物：肥肉、猪油、牛油、花生油、菜油、芝麻油等。③高胆固醇食物：动物脑髓、动物内脏、蛋黄、蟹黄等。④高淀粉食物：红薯、马铃薯、粉皮、凉粉、凉皮、菱角等。⑤各种酒类、含糖高的水果、蛋糕、油炸食品等。

2. 良好的饮食习惯

（1）一日三餐要定时定量：不能随意增加或减少进餐次数，不要为节食而减少三餐中的任何一餐，也不能将三餐的食物量并为一餐吃。

（2）咀嚼的速度要慢。

（3）晚餐要少，不要吃夜宵，睡前2～3小时不宜进食。随着生活水平逐渐升高，人们对夜宵的依赖也逐渐增加。但晚餐后人们脑力和体力活动减少，能量消耗也随之减少，如果再摄入过多食物，必然导致能量的剩余，剩余能量将会转变成脂肪储藏起来，导致我们的身体在不自觉中胖起来。

（二）中医调养

据统计，脂肪肝患者体质分布从多到少依次是痰湿质、湿热质、气虚质，其中痰湿质类型中体指数和甘油三酯水平多数偏高，湿热质类型中血糖多偏高，气虚质类型中血压多偏高。并且年龄、体重指数、饮食习惯等因素与体质类型间也存在相关性，具体表现为：30～50岁的患者多为痰湿质；50岁以上的患者多为气虚质和血瘀质；肥胖和超重患者多为痰湿质；而饮食喜肥甘厚味者多为湿热质。那么，如何从中医的角度对这些体质的患者进行调养呢？

1. 按摩

用拇指的指腹对下文推荐的穴位进行按压，并做环状的按揉，每次

2～3 分钟。

2. 艾灸

艾灸可以改善血液循环，调节糖脂代谢。建议使用艾条，艾灸下文推荐的穴位，每日 1 次，每次 15～20 分钟。

3. 推荐穴位

（1）肝俞：在脊柱区，第 9 胸椎棘突下，后正中线旁开 1.5 寸，可清利湿热、理气解郁。

（2）章门：在侧腹部，在第 11 肋游离端的下端，可疏肝健脾、理气散结。

（3）中脘：位于上腹部，在前正中线上，距离神阙（肚脐）中上 4 寸，可健脾和胃。

（4）丰隆：位于小腿外侧，外踝尖上 8 寸，胫骨前嵴外两横指处，可健脾化痰，行气活血。

4. 中医药膳

（1）山楂薏仁粥

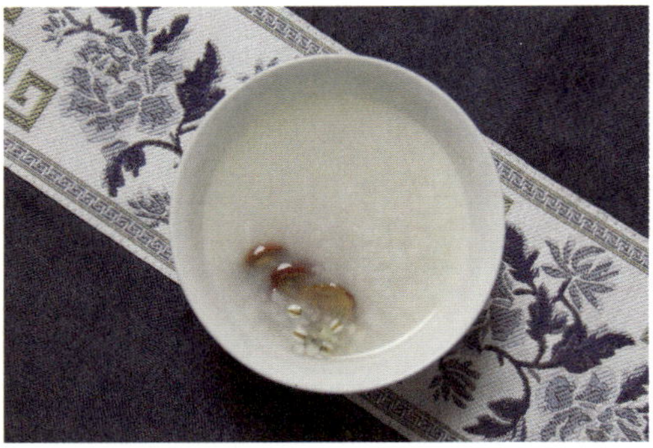

【原料】薏苡仁 30g，山楂 50g，粳米 100g，白糖适量。

【制法】将薏苡仁和粳米洗净，放入砂锅中，加入 1000mL 清水，煮沸后加入山楂，小火慢熬成粥，再加白糖适量，分两次空腹服用。

【功效】健脾养胃，消食化积。

（2）芹菜炒香菇

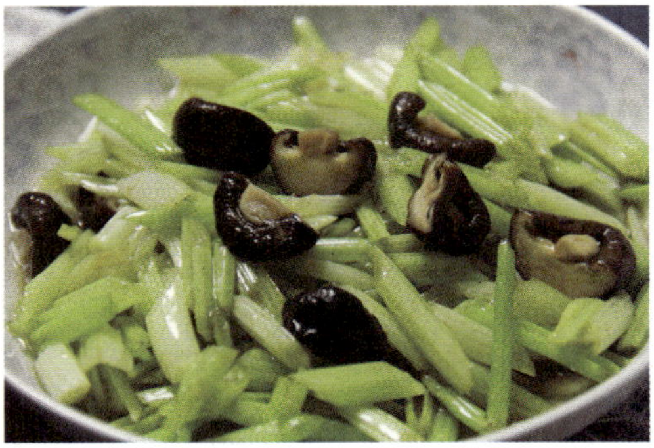

【原料】芹菜 400g，水发香菇 50g，水淀粉、醋、味精、酱油、菜籽油适量。

【制法】芹菜切段，香菇切片，水淀粉、醋、味精加水 50mL 兑成芡汁待用。炒锅内菜籽油烧至冒烟无泡沫，放入芹菜煸炒 2～3 分钟，投入香菇片，迅速炒匀，加酱油，炒 1 分钟，淋入芡汁速炒起锅。佐餐食用。

【功效】清热平肝，益气活血。

第五节　软骨减震器告急：当体重突破关节的载荷安全阈值

一、骨关节炎多米诺：脂肪—炎症—软骨崩塌的连锁反应

肥胖与骨关节炎之间存在着千丝万缕且令人不容忽视的紧密关联。在现代社会，随着肥胖率的不断攀升，骨关节炎的发病数量也呈现出同步增长的趋势，这一现象引导我们深入探究二者内在的联系。肥胖不仅仅是身体脂肪的过量堆积，它更像是一颗引发骨关节炎的潜在炸弹，悄然改变着关节的受力环境与生理机能，为骨关节炎的发病埋下了深深的伏笔。

（一）逐步加重的关节压力

关节软骨就像关节内的缓冲垫，正常压力下能保证关节顺畅活动。当肥胖导致关节压力增加时，首先会使软骨承受过度的负荷，就像一个经常被过度挤压的弹簧会失去弹性一样，软骨在长期高压下，其内部结构会被破坏，软骨细胞代谢紊乱，导致软骨磨损加剧。而且，压力增加会影响关节的润滑机制。关节液对关节活动起润滑和营养软骨的作用，过度的压力会使关节液的分泌和循环出现异常，从而减少对软骨的营养供应。长此以往，软骨就会逐渐失去正常的生理功能，变得薄且粗糙。同时，异常的压力会刺激关节边缘的骨质增生，形成骨刺。这些骨刺会进一步破坏关节的平整性，使关节在活动时摩擦力增大，更加剧了软骨的磨损和关节的退变，最终导致骨关节炎。

（二）逐渐紊乱的免疫平衡

在肥胖状态下，脂肪组织会产生多种炎性介质，如白细胞介素-6、肿瘤坏死因子-α 等。这些炎性介质会扰乱身体的免疫系统平衡，引发慢性炎症，就好像在身体里制造了一场持续的炎性风暴。对于关节来说，这种炎症环境会吸引免疫细胞聚集到关节部位，而免疫细胞在炎症因子的刺激下，又会错误地攻击关节内的组织，包括软骨和滑膜。我们知道，正常的滑膜可以分泌润滑液来滋

养软骨，但在免疫攻击下，滑膜出现炎症，就会导致功能失调。若软骨长期处于免疫系统的攻击和炎症环境下，其细胞外基质就会被降解，软骨的完整性遭到破坏，会进一步导致骨关节炎的发生和发展。所以，肥胖引发的免疫失衡是骨关节炎发病的一个重要因素。

（三）持续波动的激素水平

一方面，肥胖会引起体内激素水平变化。脂肪组织不仅仅是储存脂肪的地方，它还具有内分泌功能。肥胖人群脂肪细胞会分泌多种激素和细胞因子，如瘦素、脂联素等。瘦素水平通常会随着脂肪量的增加而升高，它可能会通过刺激软骨细胞代谢、诱导炎症反应来促进骨关节炎的发展。而脂联素水平在肥胖时可能降低，这种激素具有抗炎、保护软骨的作用，其减少会削弱对关节的保护。

另一方面，激素水平变化也会影响肥胖和骨关节炎二者之间的关系。例如在女性绝经后，雌激素水平下降，会导致脂肪分布改变，使腹部脂肪更容易堆积，增加肥胖风险。同时，雌激素缺乏还会使关节软骨和骨代谢失衡。雌激素对软骨细胞有保护作用，缺乏时软骨细胞易受损，而且雌激素下降会加速骨质流失，关节稳定性下降，从而增加骨关节炎的发病概率。

二、逆转密码：打造关节的保护盾

（一）良好的生活习惯

1. 合理饮食

增加蔬菜、水果、全谷物和优质蛋白质（如瘦肉、鱼类、豆类）的摄入，减少高脂肪、高糖和高盐食物的消费，这样既有助于维持健康体重，又能为关节提供营养支持。

2. 适量运动

运动应选择小冲击力的类型，像游泳、骑自行车这类运动对关节压力小，还能有效燃烧脂肪。以游泳为例，水的浮力可以减轻身体重量对关节的负担，同时还能锻炼全身肌肉。此外，要避免过度运动，因为过度运动可能会导致关节损伤，应根据自己的身体状况和体能情况，合理调整运动强度和时间。

3. 生活习惯

（1）规律作息：良好的睡眠有助于调节身体的新陈代谢，包括脂肪代谢，避免因内分泌失调导致的体重上升。

（2）戒烟限酒：吸烟和过量饮酒可能会影响身体的代谢功能，增加肥胖风险，戒烟限酒有助于保持健康体重，间接预防骨关节炎。

（二）保持关节活动

适当的关节活动可以增强关节周围的肌肉力量。肌肉就像是关节的保护套，以膝关节为例，股四头肌力量增强后，可以更好地分担膝盖所承受的身体重量。平时进行直腿抬高锻炼，就能够有效强化股四头肌。

此外，关节活动还能够促进关节液的循环。关节液能为软骨提供营养，并具有润滑作用。像简单的关节屈伸活动，就可以让关节液在关节腔内流动，有助于维持软骨的健康，降低骨关节炎的发生风险。

（三）及时就医

医生会对患者进行全面评估，包括 BMI、体脂率、关节活动度等。基于评估结果，为患者制订个性化的减肥计划。这涉及饮食控制和运动调理，医生会推荐均衡的饮食，同时限制高糖、高脂肪食物，以帮助患者科学合理地减少热量摄入；在运动方面，医生会根据患者关节状况推荐合适的运动，既能消耗热量，减轻体重，又能在一定程度上锻炼关节周围肌肉，增强关节稳定性。

医生会密切关注患者的关节健康。通过定期检查，例如关节 X 射线检查、关节位 CT、磁共振成像（MRI）等检查手段，及时发现关节软骨的早期磨损或其他潜在问题。如果发现关节有轻微的炎症，可能会采用物理治疗，像红外光、超声波、电刺激等理疗方法来减轻炎症反应，缓解疼痛，防止炎症进一步发展而损伤关节。

医生会根据情况使用药物辅助预防。例如，对于有高风险的患者，医生可能会使用一些营养软骨的药物，促进关节软骨的修复，维持关节的正常功能。同时，医生也会提供健康生活方式的指导，如正确的动作姿势和习惯，避免长时间的站立或久坐，减少关节的过度使用等，从而有效预防肥胖引发的骨关节炎。

（四）中医调养

多项研究表明，骨关节炎好发于阳虚质、血瘀质和痰湿质等偏颇体质，患者需要从饮食、起居、情志、形体锻炼等方面进行调体养护，防其复发。例如阳虚质患者应少食生冷食物；痰湿质患者应清淡饮食，少食油腻；血瘀质患者应减少摄入味咸厚重的食物。此外，也有研究表明，坚持锻炼中医传统功法可以改善偏颇体质，有效减少骨关节炎的发生。如练习太极剑、八段锦等可以改善阳虚质，运气功法如站桩功、长寿功等可以改善痰湿质，坚持锻炼易筋经、五禽戏等可以改善血瘀质。除此以外，还可以选用以下方法进行日常调养。

1. 按摩

用拇指的指腹对下文推荐的穴位进行按压，并做环状的按揉，每次2～3分钟。

2. 艾灸

艾灸可以改善血液循环，调节糖脂代谢。建议使用艾条，艾灸下文推荐的穴位，每日1次，每次15～20分钟。

3. 推荐穴位

（1）足三里：位于小腿前外侧，犊鼻下3寸，胫骨前嵴外一横指处，犊鼻与解溪的连线上，可补中益气，健脾和胃，理气降逆，为强壮保健要穴。

（2）太冲：位于足背，跖骨底结合部前方凹陷处，或触及动脉搏动，是肝经原穴，可平肝熄风，疏肝理气。

（3）三阴交：位于小腿内侧，内踝尖上3寸，胫骨内侧缘后方，可益气健脾，培补肝肾。

（4）丰隆：位于小腿外侧，外踝尖上8寸，胫骨前嵴外两横指处，可健脾化痰，行气活血。

4. 中医药膳

（1）山药粥

【原料】山药30g，粳米180g。

【制法】将山药和粳米洗净，放入砂锅中，加入1000mL清水，煮沸后转小火，慢熬成粥，分两次空腹服用。

【功效】补中益气，固肺涩精。

（2）山药冬瓜汤

【原料】山药 10g，冬瓜（带皮）100g，食盐、味精、胡椒粉适量。

【制法】将山药与冬瓜洗净，切块后放入砂锅中，慢火煲 30 分钟，加入适量食盐、味精与胡椒粉调味。佐餐食用。

【功效】健脾除湿化痰。

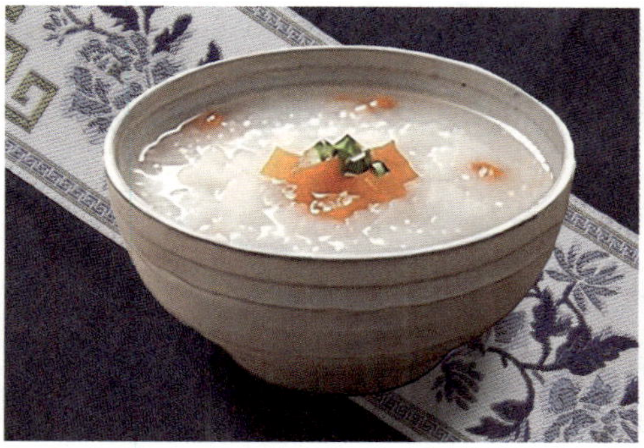

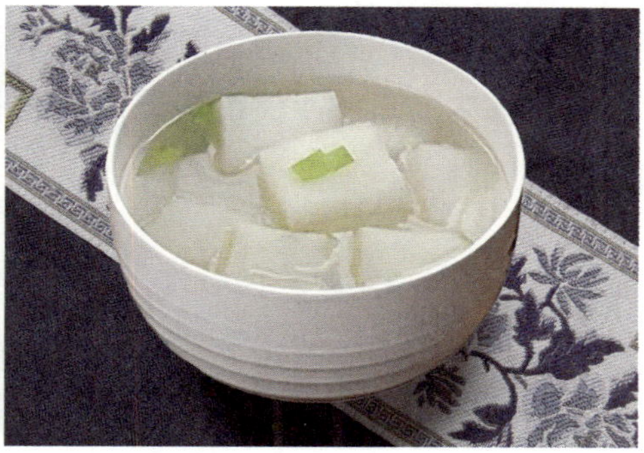

第六节　卵泡工厂罢工事件：解码多囊卵巢的生育危机

多囊卵巢综合征（PCOS）是育龄期女性中最常见的妇科内分泌疾病之一，常见临床表现包括月经周期不规律、肥胖、痤疮、多毛、不孕等。在过去，多囊卵巢综合征不容易被发现，多数女性直到月经紊乱甚至不孕，或者因为确诊其他内分泌代谢相关的疾病时，才发现多囊卵巢综合征。因此，对于中国女性健康而言，多囊卵巢综合征是绝对的隐性健康杀手。

柳叶刀发表了有关中国育龄妇女的研究成果，比较了 2010 年和 2020 年多囊卵巢综合征的患病率和临床特征之间的差异。最终调查结果显示，2020 年多囊卵巢综合征患者的总体表型比十年前更严重，2020 年中国 20～49 岁女性的患病率为 7.8%，整个中国估计有 2400 万育龄女性受该疾病影响。并且多囊卵巢综合征的患病率随着年龄的增长而急剧下降，20～29 岁的女性为 14.0～14.7%，而 45～49 岁的女性则为 1.2%，这说明多囊卵巢综合征在年轻女性中的患病率很高。在国际报道中，多囊卵巢综合征的群体患病率为 8%～13%，并且高达 70% 的多囊卵巢综合征患者患病后并不知情，错过了早期干预和治疗的时机。了解这些数据后，让我们一起走进多囊卵巢综合征，守卫女性健康。

一、激素风暴制造者：肥胖与多囊的协同破坏方程式

肥胖与多囊卵巢综合征之间存在密切的关系，二者的发病机制有一定的病理生理学联系，相互影响。肥胖可通过多种机制参与多囊卵巢综合征的进展，30%～70% 的多囊卵巢综合征患者具有肥胖表现，特别是中心性肥胖。通过减重，多囊卵巢综合征患者的症状和体征可得到明显改善；而多囊卵巢综合征患者由于体内激素水平失衡、无持续性排卵，又可能导致体内脂肪沉积过多，从而引发肥胖。

（一）内分泌失调：幕后黑手

人体的内分泌系统通过分泌各种激素来调节身体的新陈代谢、生长发育等生理过程，内分泌失调能够直接导致激素分泌过多、过少或无法分泌。肥胖和多囊卵巢综合征都与激素失衡有重要联系。而当内分泌失调促进卵巢分泌过多雄性激素，或者黄体生成素（LH）分泌异常增加，而卵泡刺激素（FSH）相对不足，导致 LH/FSH 比值升高时，会影响卵巢内小卵泡的发育，使其不能形成优势卵泡并正常排卵，这又进一步导致多个未成熟的卵泡积聚在卵巢内而逐渐形成多囊卵巢，患者会表现出无排卵、月经紊乱甚至闭经等症状。

同时，肥胖通过影响人体的脂质代谢，导致脂肪分解转化障碍，不能够产生能量，而能量供应不足会影响内分泌系统的正常运作，导致内分泌代谢失常，促进卵巢产生过多的雄激素，进而抑制排卵，形成卵巢多囊样病变。多囊卵巢综合征患者常常内分泌失调，导致机体代谢变慢，能量消耗减少，多余的能量就容易以脂肪的形式储存起来，出现体重增加和肥胖问题。

（二）胰岛素抵抗：不速之客

关于胰岛素抵抗与肥胖，前面已有详细介绍，此处不再赘述，仅简单阐述一下胰岛素抵抗与多囊卵巢综合征的渊源。

多囊卵巢综合征患者体内激素失衡，雄激素水平过高。雄激素可以抑制胰岛素受体酪氨酸激酶的活性，从而降低胰岛素敏感性，形成胰岛素抵抗。而胰岛素抵抗又会增加患多囊卵巢综合征的风险，当机体代偿性分泌过多胰岛素时，

容易引起高胰岛素血症，刺激卵巢组织分泌雄激素，进而引发多囊卵巢综合征。

（三）代谢异常：无形催化

肥胖患者的脂肪代谢容易发生异常，如甘油三酯升高、高密度脂蛋白降低等。甘油三酯是一种血液脂肪，是体内主要的能量储存形式之一。肥胖患者由于能量摄入过多而消耗不足，导致甘油三酯在体内堆积，水平升高；高密度脂蛋白（HDL）是一种有益于机体的胆固醇，它有助于将血液中的胆固醇运回肝脏进行代谢和排泄。然而，在肥胖患者中，高密度脂蛋白的水平往往降低，这可能导致胆固醇在血管壁上的沉积，影响卵巢的微循环，导致卵巢组织缺血、缺氧，影响卵巢的正常结构和功能，导致卵泡发育障碍和排卵异常，从而增加多囊卵巢的发生概率。

多囊卵巢综合征患者的代谢功能往往存在异常，这些异常可能涉及多个方面，包括但不限于糖代谢、脂肪代谢、蛋白质代谢等。其中，糖代谢和脂肪代谢的异常尤为显著，对体重和肥胖的影响也最为直接。

1. 糖代谢异常

多囊卵巢综合征患者常伴有的胰岛素抵抗，会导致血糖水平升高。为了维持血糖稳定，身体需要分泌更多的胰岛素，这进一步促进了脂肪的合成和储存。同时，高血糖状态也可能导致能量代谢异常，使得能量摄入与消耗失衡，从而促进体重增加。

2. 脂肪代谢异常

一方面，由于胰岛素抵抗和能量代谢失衡，身体更容易将多余的能量转化为脂肪储存起来。另一方面，多囊卵巢综合征患者体内的激素水平失衡，雄激素水平过高，可能导致脂肪分布异常和脂肪堆积，其主要发生在腹部，因此我们会发现多囊卵巢综合征患者的肥胖往往呈现腹型肥胖的特点。

二、逆转密码：按下激素天平的归零键

（一）控制体重

控制体重对肥胖型多囊卵巢综合征的防治至关重要，通过控制体重可以显著改善胰岛素抵抗、高雄激素血症等内分泌异常状态，有助于改善卵巢功能，

恢复正常的月经周期，提高生育能力。

（二）饮食控制——低碳饮食

低碳饮食在肥胖型多囊卵巢综合征的防治中发挥着重要作用。其是指在日常饮食中，降低碳水化合物的摄入量，使每日碳水化合物总摄入量占全日总热量的 40% 以下，或控制在每天 130 克以内。这种饮食方式通过减少碳水化合物的摄入，迫使身体消耗脂肪来提供能量，从而达到减脂的目的，能够有效预防肥胖型多囊卵巢综合征。但肾病患者、孕妇、进食障碍者不推荐采用低碳饮食。

具体日常生活中如何做到低碳饮食？

1. 选择低升糖指数（GI）食物

（1）低升糖指数主食：包括全麦面包、燕麦片、糙米饭、玉米、荞麦面、藜麦面等。

（2）低升糖指数水果：如橘子、李子、苹果、樱桃、桃子、草莓、柚子、番石榴等。

（3）低升糖指数蔬菜：如菠菜、海苔、豆芽、大白菜、小白菜、黄瓜、生菜、蘑菇、芹菜、油菜、西蓝花、甘蓝、韭菜等。

低升糖指数食物有助于稳定血糖水平，同时蔬菜和水果富含膳食纤维和维生素，有助于控制血糖和改善胰岛素抵抗，它们还能提供丰富的矿物质和抗氧化剂，有益于身体健康。

2. 避免摄入高糖食物

（1）糖果类：硬糖、软糖、口香糖、巧克力等。

（2）甜点类：蛋糕、饼干、布丁、冰激凌、奶昔等。

（3）饮料类：可乐、雪碧、芬达、奶茶、加工过的果汁等。

（4）水果类：榴莲、菠萝蜜、甘蔗、龙眼、荔枝、芒果、石榴、火龙果等。

以上这些食物会导致血糖升高，进而促进脂肪的合成和储存，肥胖型多囊卵巢综合征就容易“趁虚而入”。

3. 增加蛋白质摄入

适量增加优质蛋白质的摄入，如鸡胸肉、鱼肉、黑豆、扁豆和蛋类等，有助于增加饱腹感，减少总热量摄入。

4. 注意烹饪方法

尽量避免油炸、煎、烤等烹饪方式，它们会增加食物中的脂肪和热量。多选择蒸、煮、烫的烹饪方式，这样既可以较大程度保留食物的营养，又有助于控制体重。

5. 食饮有节

保持良好的饮食习惯，细嚼慢咽，在固定时间规律就餐，避免暴饮暴食。可以选择少量多餐，有助于维持血糖稳定，减轻胃肠道负担，但是要把控好总能量的摄入，同时也要注意食物的种类和营养搭配，避免营养不均衡。

需要注意的是，在实行低碳饮食时，要密切关注营养素的摄入情况，确保摄入足够的维生素、蛋白质、矿物质和膳食纤维等营养素。虽然低碳饮食有助于减重，但应避免极端节食或过度限制碳水化合物的摄入，以免对身体造成损害。

（三）适量运动

适量运动能够消耗体内多余的热量，有助于减轻体重，减少体脂含量。同时可以促进新陈代谢，提高身体对胰岛素的敏感性，改善糖代谢、调节激素水平，有助于恢复正常的卵巢功能。还可以缓解焦虑、抑郁等负面情绪，提高心理健康水平。

1. 有氧运动

每周进行至少 150 分钟的低、中等强度有氧运动，如快走、慢跑、登山、跳绳、瑜伽、八段锦等，基数大的肥胖者注意不要选择跳绳等易伤害膝关节的运动。有氧运动有助于燃烧脂肪，提高代谢率，从而减轻体重，注意好运动强度和时间，避免过度运动导致身体损伤。

2. 力量训练

运动调养应循序渐进，初期可以从低强度、短时间的运动开始，随后逐渐适量增加运动强度和时间。运动前充分热身，必要时先进行肌力评估。

在身体能够负荷的前提下，可以进行适当的力量训练，如举重、俯卧撑、仰卧起坐、平板支撑等，与有氧运动结合进行，得以达到更好的减重效果，提高肌肉质量，增加基础代谢率。

（四）保持良好心态

人体的神经系统与内分泌系统紧密相连，它们共同调节着人体的各种生理功能。情绪状态对内分泌系统具有直接的影响。长期处于紧张、焦虑、压力大、抑郁等不良情绪状态时，会直接干扰到神经系统的正常功能，导致神经系统功能紊乱。而神经系统功能紊乱会进一步影响到内分泌系统的正常运作，引发一系列激素分泌的异常，进而导致内分泌失调。相反，积极的心态能够减轻压力和紧张感，有助于维持神经系统的稳定，从而保持内分泌系统的正常功能，从而减轻肥胖型多囊卵巢综合征的症状。

要正确认识肥胖型多囊卵巢综合征，知晓该病是一种慢性疾病，需要经过长期管理和治疗，切不可心急。其次，学会坦然面对自己的身体情况，可以设定合理的目标和期望，逐步改善生活方式和健康状况。当陷入负面情绪中时，可以向家人、朋友分享自己的感受，寻求理解和支持，或者加入多囊卵巢综合征相关患者社群或组织，与她们交流心得和经验。亦或是选择培养兴趣爱好转移注意力，缓解焦虑和压力。必要时可以寻求专业心理咨询师的帮助，进行心理疏导和治疗。

（五）药物治疗

肥胖型多囊卵巢综合征的药物治疗需要遵循个体化原则，根据患者的具体情况和需求制订个性化的治疗方案，在专业医师指导下使用。

常用药物有：①避孕药：如醋酸环丙孕酮等，能够降低雄激素水平和调整月经周期。②抗雄激素药物：螺内酯，能减轻水肿和体重、改善胰岛素抵抗、降低游离睾酮水平以改善肥胖型多囊卵巢综合征症状。③胰岛素增敏剂：如二甲双胍、罗格列酮、吡格列酮等，能够改善胰岛素抵抗，降低血糖水平。④促排卵药物：如氯米芬、促性腺激素、来曲唑等，能够诱发排卵，帮助患者实现生育目标。⑤其他药物：奥利司他等。药物治疗需要与生活方式调整相结合，才能达到更好的治疗效果。

（六）中医调养

研究表明，肥胖型多囊卵巢综合征患者多为痰湿质和湿热质。

育龄期女性起居应遵循四时节律，春夏应晚睡早起，秋天应早睡早起，冬天早睡晚起，以达春夏养阳，秋冬养阴的目的。痰湿质、湿热质应着透气衣物，防湿邪从表皮入侵。减少或避免在湿冷环境中进行户外活动，注意避水湿。此外，痰湿质还应常于晴天晒督脉以补充阳气，助体内湿浊的运化。除此以外，在中医调养方面，还可以采用以下一些方法。

1. 按摩

用拇指的指腹对下文推荐的穴位进行按压，并做环状的按揉，每次2～3分钟。

2. 艾灸

艾灸可以改善血液循环，调节糖脂代谢。建议使用艾条，艾灸下文推荐的穴位，每日1次，每次15～20分钟。

3. 推荐穴位

（1）丰隆穴：位于小腿外侧，外踝尖上8寸，胫骨前嵴外两横指处，可健脾化痰，行气活血。

（2）关元穴：在下腹部，脐中下3寸，前正中线上，可补肾培元，温阳固脱。

（3）子宫穴：在下腹部，脐中下4寸，前正中线旁开3寸，可调经止带，理气活血。

（4）脾俞穴：位于人体背部，第11胸椎棘突下，后正中线旁开1.5寸，可健脾和胃，益气养血，祛湿利水，消食化滞。

4. 中医药膳

（1）薏苡仁玉米粥

【原料】薏苡仁50g，玉米25g，粳米100g。

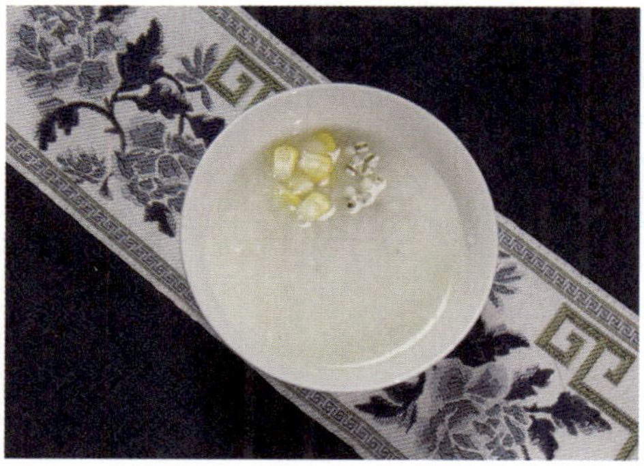

【制法】将薏苡仁、玉米、粳米淘洗干净；薏苡仁用冷水浸泡3小时，粳米浸泡半小时；将薏苡仁、粳米分别捞出，沥干水分；锅中加入约1500mL冷水，将薏苡仁、粳米、玉米依次放入，先用旺火烧沸；然后转小火熬煮45分

钟；见米粒烂熟时，即可盛起食用。

【功效】健脾化湿和胃。

（2）鲫鱼山楂萝卜汤

【原料】鲫鱼 1 条，白萝卜 100g，山楂 10g，葱、姜、食用油、食盐、料酒、味精适量。

【制法】鲫鱼去鳞、鳃、内脏，洗净，在鱼身两面各划 5 刀；白萝卜去皮，切片；山楂浸泡 30 分钟；葱切长段，姜切细丝；炒锅中倒入 15g 油烧热，顺着锅边放进鲫鱼煎至两面呈黄色；倒入 5 杯清水、葱、姜、白萝卜及味精、盐、料酒，盖锅；用小火煮至水开后 10 分钟；取出葱段，即可盛于汤碗中即可。佐餐食用。

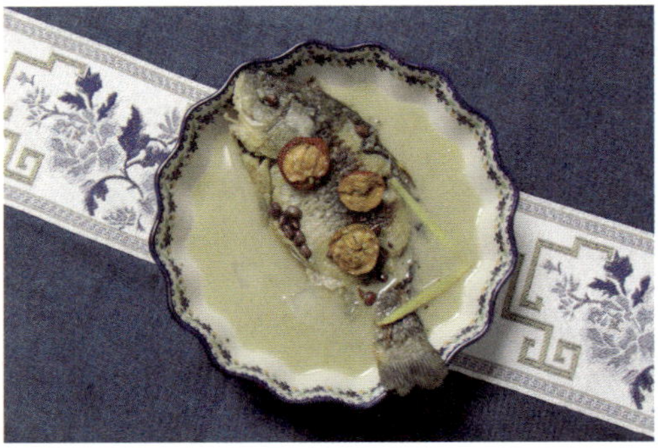

【功效】健脾和胃，清热利湿。

第七节　乳腺警报：癌变风险加载中

乳腺癌是目前全球女性最常见的恶性肿瘤，也被称为女性健康的头号杀手。根据 2022 年国家癌症中心的最新统计，中国乳腺癌新发病例数为 35.72 万例，在女性所患癌症中占比为 15.6%，仅次于肺癌。而研究发现，肥胖女性患乳腺癌的风险比正常体重女性更高。

一、乳腺生态危机：肥胖如何培育癌变的土壤

乳腺癌的发病原因多种多样，对于现代人来说，肥胖是最不可忽略的一项。肥胖与乳腺癌发病的关系可分为肥胖与绝经前和肥胖与绝经后。大多数研究数据表明，对于绝经前的肥胖妇女，其 BMI 与其乳腺癌发生的风险之间的关联目前尚无明确定论；但于绝经后女性而言，肥胖是导致乳腺癌的一大危险因素。

（一）随体重攀升的乳腺癌风险

肥胖增加患乳腺癌风险可以体现在多个角度，这里我们重点展开讲述其中的两个。

首先，我们要知道肥胖的人体内胰岛素对乳腺癌的影响。肥胖患者体内白色脂肪含量要明显多于正常人体。白色脂肪作用便是参与机体内分泌代谢的调节，促进机体分泌并将分泌物传递至全身血液。

肥胖之人体内脂肪细胞的表型易改变，使脂肪细胞对胰岛素的反应下降，影响胰岛素敏感性，从而使胰岛素抵抗、血糖升高。而高血糖水平恰恰会促进乳腺癌细胞的生长和扩散。

此外，女性体内的雌激素在绝经前后的来源有所不同。绝经前，女性体内雌激素主要由卵巢分泌，而对于绝经后的女性，除肾上腺分泌外，大部分雌激素来自于脂肪组织。

肥胖人群的脂肪组织代谢活跃，雌激素的来源便大大提升，而雌激素能够刺激编码不同生长因子的基因表达，在此代谢过程中，产生的代谢物便在乳腺癌发生中起作用。这也就论证了为何绝经后的肥胖女性发生乳腺癌的风险大大提升。因此，过多的脂肪组织产生过量雌激素被普遍认为是导致乳腺癌患病率提高的因素之一。

当然，肥胖对乳腺癌患病的影响是多方面的，倘若积极加以改善，患癌风险将大大降低。

（二）与肥胖伴生的不良预后

肥胖增加乳腺癌风险的同时，竟也会影响乳腺癌的治疗与预后。

当一个乳腺癌患者做完手术后，不论是乳房切除还是重建，如果该患者属于肥胖人群，术后并发症大概率会找上门来。

肥胖也会影响治疗乳腺癌药物的用量。因为肥胖在一定程度上会影响治疗药物的代谢与分布，这就导致药物在体内的浓度和作用时间发生改变，使药物的治疗效果大打折扣。有研究表明，高达 40% 的肥胖患者接受的化疗药物治疗剂量不是基于实际体质量。更有研究认为，低于实际体质量的化疗药物剂量和不必要的低剂量化疗可能是超重 / 肥胖患者预后较差、病死率高的原因之一。

另外，肥胖更容易导致伤口延迟愈合而易出现伤口开裂、静脉血栓栓塞、肺炎等并发症。另外，肥胖与慢性炎症状态相关，而在炎症状态下将会促进癌细胞的存活和增殖，降低治疗的敏感度。

二、逆转密码：设置乳腺细胞的安检通道

肥胖影响了乳腺癌的发生、发展、治疗及预后，只有设置好“安检通道”，做到提前预防、及时纠正，才能避免乳腺癌的发生与进展。

（一）定期体检

研究表明，近年来乳腺癌的发病特点之一便是中晚期乳腺癌确诊比例高。原因很大程度上便是筛查不充分。筛查越充分，干预越早，就越有康复的可能。因此我们建议 40 岁以上的女性定期进行乳腺癌筛查。

（二）合适的运动

合适的运动并不只是指运动的内容本身，更在于合适的时间范围、运动强度及频率。

研究表明，早晨 8～10 点进行一些中等体力运动对女性而言运动效果最佳。慢跑、跳绳、八段锦，瑜伽等简单易学的运动项目均可。建议一周运动 5 次，每次 30 分钟。值得注意的是，晨练的时间不能太早，并且最好不要空腹锻炼。建议在运动前的 1～2 小时进食，若早餐与运动时间间隔短的话，则要注意保证运动时不过饱。当然，空腹运动的舒适感更强，在确保自己不会发生低血糖的情况下，空腹锻炼也并非不可。

走路是我们每天都要进行的动作，而坚持每天走路 30 分钟更是好处多多。但是没有必要过度追求走路的步数，走太多反而易磨损膝关节，应当以身体微微出汗为宜。

再就是踮脚。具体操作为脚掌不动，脚后跟抬起，体会小腿肚用力的感觉。踮脚激活了小腿上的比目鱼肌，能消耗能量、改善全身脂质和血糖平衡、提高代谢。经常久坐之人，赶紧踮起脚吧！

（三）合理的饮食

合理的运动有了，合理的饮食更是锦上添花。肥胖人群和乳腺癌患者在日常生活中都应当注意避免摄入高糖高脂食物。研究表明，吃富膳食纤维的食物如豆类对日常预防和术后康复更好。

因此在生活中肥胖人群可以常吃如下几种食物预防乳腺癌：

（1）低脂肪食物。

（2）富含膳食纤维的食物：全谷类、豆类、蔬菜等。

（3）富含硒的食物：西蓝花、大蒜、酸奶等。

（四）正确的生活方式

正确的生活方式往往是规避各类癌症的首要原则。此处给出如下几点建议：

（1）保持好心情和好心态。拥有好心情才能拥抱生活，我们要正确地理解肥胖的危害，平和地面对减重。

（2）拥有良好的生活规律。保证充分的睡眠和良好的睡眠质量，规律作息。

（3）避免或减少烟酒的摄入。吸烟或者过量饮酒在一定程度上是诱发癌症的重要因素。

（4）定期参与乳腺癌筛查，防癌于未然。

（五）中医调养

研究发现，乳腺癌患者体质类型以偏颇兼夹体质为主，出现频次较高的体质类型为气郁质、气虚质、阳虚质和阴虚质。根据经络理论，乳房属胃，乳中属肝，病位归于脾、胃、肝经，故治疗此类病证应予以调理肝脾、疏肝解郁，使气血畅达，津液顺畅，痰瘀不得凝结。临床常用甘麦大枣汤、逍遥散、血府逐瘀汤等方剂治疗。调畅情志贯穿治疗始终，使患者心静神安，阴阳调和，精神内守，形与神俱。

在以上的调理原则下，我们可以采用下列的中医调理方法。

1. 按摩

用拇指的指腹对下文推荐的穴位进行按压，并做环状的按揉，每次2～3分钟。

2. 艾灸

艾灸可以改善血液循环，调节糖脂代谢。建议使用艾条，艾灸下文推荐的穴位，每日1次，每次15～20分钟。

3. 推荐穴位

（1）膻中穴：位于前正中线上，横平第4肋间隙，两乳头连线的中点，可理气宽胸。

（2）乳根穴：第 5 肋间隙，前正中线旁开 4 寸，可理气宽中，通经下乳。

（3）大包穴：在胸外侧，第 6 肋间隙，在腋中线上，可宣肺理气，宽胸益脾。

（4）期门穴：位于胸部，乳头直下第 6 肋间隙，前正中线旁开 4 寸，可疏肝解郁。

4. 中医药膳

（1）丝瓜面线汤

【原料】丝瓜 1 根，面线 50g，鸡肉 50g，调料汁（盐少许，料酒 1 小汤匙，淀粉 1/2 汤匙），干蘑菇 2 个，干虾仁 3 个，葱白 1/3 根，盐、胡椒粉、食用油少许。

【制法】丝瓜去皮，竖切为两半，再切片；面线煮熟待用；鸡肉切丝，用调料浸泡；干蘑菇泡好后切丝；干虾仁温水泡开；葱切斜丝。锅内放油，煸炒鸡肉，变色后将蘑菇、虾仁、丝瓜放入锅内翻炒，再加入 3 杯清水和适量的盐。丝瓜煮烂后加入面线，撒上胡椒粉即可。

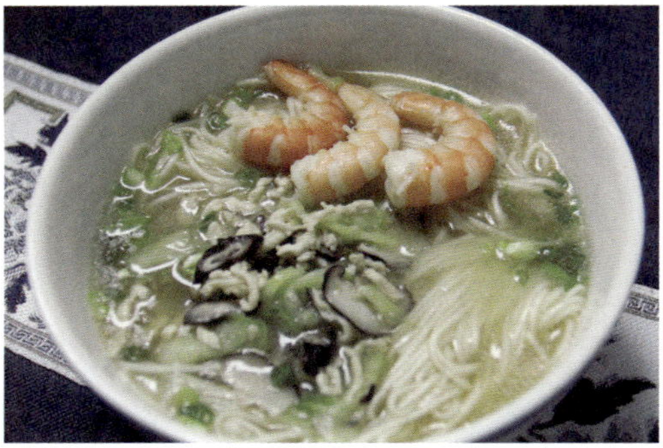

【功效】清热解毒，通经络，行血脉。

（2）南瓜咸饭

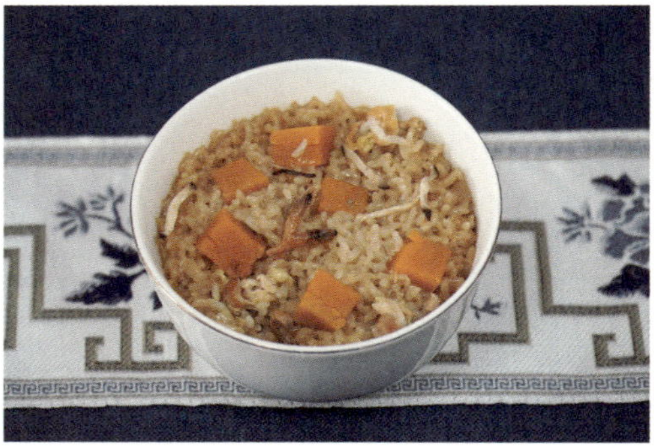

【原料】大米 2 杯，南瓜 400g，鸡腿肉 80g，干虾仁 10g，干蘑菇 2 个，葱 1/2 棵，食用油 2 大汤匙，酱油 1 大汤匙，料酒 1 大汤匙，盐少许。

【制法】大米洗净并浸泡 4 小时后控去水分；南瓜洗净去瓜瓤和籽，切成 2 厘米大小的块；鸡腿肉切丝；干蘑菇、干虾仁洗净，干蘑菇泡发后去根部切碎，葱切细丝。油锅烧热，先放葱和虾仁翻炒一下，再放蘑菇碎、鸡腿肉丝翻炒，然后放入南瓜煸炒，米也倒入锅内煸炒，最后放入酱油，一起搅拌均匀。将搅拌好的食材全部倒入蒸锅内，加入 2.5 杯水及准备好的料酒，上火煮，水开后再焖 10 分钟，出锅前搅拌均匀即可。佐餐食用。

【功效】补中益气、化痰排脓。

第八节 心灵沼泽：在身材焦虑中自救

一、迷失自我认知的导航仪：自尊心与自我形象的挑战

（一）体重与自尊心的关系

1. 体重对自尊心的影响

体重与自尊心之间的关系一直是心理学和医学研究的热点话题。研究表明，超重 / 肥胖个体往往面临自尊心低下的问题。一项基于人群的研究发现，自尊与体重指数（BMI）之间存在横向和纵向关联，这种关联受到基线 BMI 类别的影响。在正常体重个体中，较高的自尊与较低的 BMI 相关，而肥胖个体中，较高的自尊与较低的 BMI 相关。这表明，体重和自尊心之间的关联是复杂的，并且可能受到个体初始体重状况的影响。

此外有研究显示，单纯体重管理对于提升超重 / 肥胖青少年的自尊水平效果不显著，表明仅靠改善体重管理不足以提升超重 / 肥胖青少年自尊心，而积极提高超重 / 肥胖青少年的自尊水平，有助于帮助超重 / 肥胖青少年有效控制体重。

2. 自尊心对体重管理的作用

自尊心在体重管理中扮演着重要角色。自尊心较高的个体可能更有可能采取积极的生活方式，包括健康饮食和规律运动，从而更有效地管理体重。相反，自尊心较低的个体可能更容易采取不健康的体重控制行为，如极端节食或暴饮暴食，这些行为可能导致体重波动和心理健康状况恶化。

其中自尊心对青少年的体重管理尤为重要。研究表明，建立超重 / 肥胖青少年的自尊心是长期控制体重的关键。自尊心的提高可有助于增强个体的自我效能感，即对自己能够成功管理体重的信心，从而促进更健康的饮食和运动习惯。

综上所述，体重与自尊心之间存在双向关系。体重状况影响个体的自尊心，而自尊心的水平也影响个体的体重管理行为和效果。因此，在治疗肥胖和相关心理问题时，应综合考虑体重和自尊心的相互作用，并采取多维度的干预措施。

（二）负面身体形象的心理影响

1. 负面身体形象与心理健康

负面身体形象（negative body image，NBI）是指个体对自己身体特征的消极认知、情感体验及行为调控的综合状态，这种心理状态与多种心理健康问题相关。研究表明，负面身体形象与抑郁、焦虑和低自尊等心理疾病有密切联系。具体来说，负面身体形象的个体往往对自己的外貌持有过度的批判态度，这种态度会影响他们的情绪状态和自我价值感，进而可能导致心理健康问题的发生。

在青少年群体中，负面身体形象与心理健康的关系尤为显著。一项针对青少年的研究发现，负面身体形象与抑郁和焦虑症状的增加有关，且这种关系在不同性别和年龄阶段的青少年中均有体现。此外，负面身体形象还可能影响青少年的社交功能和学业表现，从而对其整体发展产生不利影响。

2. 负面身体形象的社会文化因素

社会文化因素在负面身体形象的形成中扮演着重要角色。媒体对“理想身材”的塑造和传播，尤其是社交媒体上的图像，对个体的身体形象有着显著影响。研究表明，频繁接触社交媒体上的理想化身体形象，会增加个体对身体不满的风险，尤其是对女性而言，这种影响可能导致饮食障碍和低自尊等问题。

社会文化对女性身体的审美标准往往强调“瘦”和“年轻”，这种标准与实际人群中的自然身体多样性存在偏差。研究表明，这种偏差的审美标准会导致女性对自己身体的不满和自我价值的质疑，从而影响其心理健康。此外，社会对肥胖的刻板印象和歧视也是导致负面身体形象的重要因素，这些社会态度不仅影响个体的心理健康，还可能导致社会排斥和孤立感。

综上所述，负面身体形象与心理健康之间存在复杂的双向关系，社会文化因素在这一过程中起到了推波助澜的作用。为了改善个体的心理健康和身体形象，需要从多方面入手，包括提高媒体传播观念、改变审美标准，以及加强社会对多样性和包容性的认同。

（三）自我认同的困境

1. 肥胖定义与自我认同的关系

肥胖不仅是一种生理状态，也是一种社会和心理现象，它与个体的自我认同紧密相关。自我认同是指个体对自身的认知和评价，包括身体形象、社会角色和个人价值等方面。肥胖个体在社会互动中可能会遭遇刻板印象和歧视，这些经历影响了他们的自我认同，导致自尊心受损和自我效能感降低。

2. 肥胖对个体自我认同的影响

肥胖对个体自我认同的影响是多维度的。肥胖个体在社会互动中经常面临负面评价和歧视，这会导致他们对自己的社会身份和身体形象产生负面认知。此外，肥胖个体可能会因为体重问题而在职业发展、人际关系和社交活动中受限，这些经历进一步削弱了他们的自我效能感和社会竞争力。

社会偏见和文化差异对肥胖个体的自我认同困境产生了显著影响。社会偏见导致肥胖个体在社会互动中遭遇歧视，而文化差异则影响了他们对身体形象和自我价值的认知。研究表明，不同文化对体重和美丽的标准不同，这些标准影响了肥胖个体的自我满意度。社会偏见与文化因素相互作用，共同影响肥胖个体的自我认同。

在心理层面，肥胖个体可能会经历抑郁、焦虑和社交回避等情绪问题。这些心理问题不仅影响了他们的日常生活质量，也影响了他们对自身能力和价值的评估。研究表明，肥胖个体的心理健康水平与体重自我认同密切相关，体重肥胖的青少年心理健康水平显著降低。

心理学研究表明，肥胖个体普遍面临自尊心受损、自我效能感降低以及情绪问题等挑战。肥胖不仅影响了他们的身体形象，还影响了社会角色和个人价值的认知。研究指出，肥胖个体的心理体验与正常体重人群相比，存在更多的抑郁和焦虑表现，且这些心理问题与他们对自己身体形象不满和社交回避行为密切相关。自我同情（self-compassion）是心理学中一个重要的积极心理概念，指个体在遭遇挫折、痛苦或失败时，以非批判性的态度接纳自身处境，通过友善、关怀和正念来调节情绪，而非陷入自我批评或孤立感。自我同情不依赖成就或社会比较，而是基于无条件的自我接纳。自我同情作为一种心理资源，能够有效缓解肥胖个体的负面自我评价和社会偏见带来的心理压力，改善他们的身体意象和自尊。

心理干预和社会支持是改善肥胖自我认同困境的重要措施。认知行为疗法、自我同情训练、动机访谈和正念减压等心理干预策略能够有效改善肥胖个体的心理状态和行为模式。同时，家庭支持、同伴支持、社区和团体活动、媒体和公共政策等社会支持策略可为肥胖个体提供必要的资源和环境，以增强他们的自我认同感和社会适应能力。

综上所述，肥胖自我认同困境是一个多维度的问题，涉及个体的心理体验、社会文化背景以及可行的干预措施。通过综合考虑这些因素，可以更全面地理解和应对肥胖个体所面临的挑战，为他们提供更有效的支持和干预。

（四）相关心理学研究成果

自尊是个体对自我价值的整体性评价，与个体的心理健康密切相关。研究表明，体重问题，尤其是肥胖，与低自尊有显著的关联。肥胖个体往往因为社会对体型的评价和偏见而面临自尊心的严重打击。在强调瘦身和外貌的文化背景下，这一问题更加突出。

负面身体自我（negative physical self，NPS）是指对自我消极的身体意向，包括消极的认知、情感体验和相应的行为控制，表现为对身体的不满、焦虑或自卑，并可能引发不健康的行为（如过度节食、整容等）。研究发现，我国有近一半青少年对自己身材、身高等方面表现出不满情绪，且近几年由负面身体自我引起的心理行为障碍和身心疾病的案例越来越多。

自尊不仅能直接对负面身体自我起作用，也能通过影响坚韧人格进而作用于负面身体自我。坚韧人格作为一种积极的人格特质，可以帮助个体积极乐观地面对消极事件，转变消极的认知，从而降低负面身体自我的程度。

体重问题、自尊心和负面形象之间的相互作用复杂。低自尊个体更容易受到外界环境的影响，进行上行社会比较，从而引发对自己身体的不满。此外，低自尊个体在接受消极反馈时，会出现消极的认知加工方式，导致心理健康更容易受到威胁。

针对青少年体重、自尊心和负面形象的问题，学校和社会各界可以采取一系列措施。例如，增设心理健康教育课程，对学生身体自我的负面认知给予正确的引导和干预，使学生形成积极的身体自我。此外，通过丰富教学形式和加强体育锻炼等方式提高学生自尊自信与坚韧人格水平，增强积极应对困境和挫折的能力。

未来的研究应进一步探讨体重问题、自尊心和负面形像这些变量之间的相互作用机制，以及如何通过心理和社会干预提高个体的自尊和身体满意度。

1. 心理干预

心理干预在肥胖自我认同困境中扮演着重要角色，旨在通过改善个体的心理状态和行为模式，增强其自我认同感和社会适应能力。以下是几种有效的心理干预策略：

（1）认知行为疗法（cognitive behavioral therapy，CBT）：认知行为疗法是一种常用的心理治疗方法，通过改变个体的认知模式和行为习惯来缓解心理问题。在肥胖个体中，认知行为疗法可以帮助他们识别和挑战关于体重和自我价值的负面思维，从而改善自尊和自我效能感。研究表明，认知行为疗法结合饮食和运动干预可以显著提高肥胖个体的减重效果和心理健康水平。

（2）自我同情训练（self-compassion training，SCT）：自我同情训练教导个体对自己的不足和失败持有理解和关怀的态度，减少自我批评。在肥胖个体中，提高自我同情能力可以减轻社会偏见带来的心理压力，改善身体意象和自尊。一项研究发现，自我同情训练可以降低肥胖女性的抑郁和焦虑症状，提高她们的生活质量。

（3）动机访谈（motivational interviewing，MI）：动机访谈是一种以个体为中心的心理咨询方法，通过探索和解决个体的矛盾情绪来增强其改变行为的动机。在肥胖个体中，动机访谈可以帮助他们发现内在的改变动力，提高对健康行为的承诺。研究表明，动机访谈在促进肥胖个体采取积极的生活方式改变方面具有积极效果。

（4）正念减压治疗（mindfulness-based stress reduction，MBSR）：正念减压治疗是一种训练个体在当下保持觉知和接纳的心理干预方法。对于肥胖个体，正念减压治疗可以减少情绪化饮食和压力导致的暴饮暴食，提高他们的情绪调节能力。研究发现，正念减压治疗可以显著降低肥胖个体的体重，改善他们的心理健康状态。

2. 社会支持

社会支持是改善肥胖个体自我认同困境的重要资源。以下是几种提供社会支持的策略。

（1）家庭支持：家庭是个体最重要的社会支持系统之一。家庭成员的鼓励和参与可以显著提高肥胖个体的减重动力和成功率。以家庭为基础的减重干预可以提高肥胖儿童的自我效能和体重管理行为。

（2）同伴支持：同伴支持可以为肥胖个体提供情感共鸣和经验分享的机会，减少他们的孤独感和社会隔离。在肥胖青少年中，同伴支持小组可以提高他们的自我认同和社交能力。

（3）社区和团体活动：参与社区和团体活动可以为肥胖个体提供社会互动和自我展示的平台，增强他们的社会参与感和自我价值感。研究表明，社区减重项目可以提高肥胖个体的减重效果和社会支持水平。

（4）媒体和公共政策：媒体宣传和公共政策可以改变社会对肥胖的偏见和歧视，为肥胖个体提供更友好的社会环境。例如，媒体可宣传健康体重的多样性和肥胖的复杂性，公共政策可提供肥胖预防和干预的资金支持。

二、情绪过山车引发脂肪雪崩：焦虑与肥胖的恶性循环

（一）社交焦虑与体重问题

焦虑与肥胖之间的关系是双向的，焦虑不仅是肥胖的一个心理后果，也可能促进肥胖的发展。研究表明，焦虑症状与体重增加有关，这种关系可能通过多种机制发生。首先，焦虑可能导致个体采取不健康的行为来应对压力，如过度进食，尤其是高糖和高脂肪食物，这种行为被称为情绪性进食。其次，焦虑可能导致睡眠质量下降，而睡眠障碍与体重增加有关。最后，焦虑还可能影响个体的身体活动水平，降低其参与体育活动的意愿和能力。

肥胖可能通过多种生物学和心理社会机制加剧焦虑。从生物学角度来看，肥胖与炎症水平的增加有关，炎症标志物如C反应蛋白（CRP）和白细胞介素-6（IL-6）已被证明与焦虑症状相关。此外，肥胖还与下丘脑-垂体-肾上腺轴（HPA轴）的异常活动有关，这可能导致皮质醇水平的异常，进而影响情绪调节。

心理社会机制方面，肥胖个体可能会因为体重问题而遭受社会歧视和偏见，这种歧视感可能导致心理压力和社交焦虑。此外，肥胖个体可能对自己的外貌感到不满意，这种负面身体形象与焦虑症状的风险增加有关。肥胖还可能限制个体参与社交活动，导致孤立感和社会支持的减少，这些都是焦虑发展的风险因素。

社交焦虑与体重感知之间存在复杂的相互作用。社交焦虑，特别是与外貌相关的焦虑，已被证明可以影响个体对自身体重的感知和满意度。研究表明，

社交焦虑水平较高的个体往往对自己的体重和外貌持有更负面的看法，即使他们的体重处于健康范围内。这种负面的身体形象可能导致个体在社交场合中感到不自在，进而避免某些社交活动，从而形成恶性循环。体重问题，特别是肥胖，可能加剧个体的社交焦虑。肥胖个体在社交互动中可能遭遇更多的负面评价和歧视，这些经历可能导致或加剧社交焦虑。此外，肥胖个体可能因为担心被评判而避免社交活动，这种回避行为进一步限制了他们的社交机会，可能导致孤立和社会支持的减少，这些都是社交焦虑的风险因素。

（二）对外貌的过度关注与紧张情绪

容貌焦虑与紧张情绪之间存在着复杂的关系。青少年群体尤其容易受到社交媒体和同龄人的影响，产生对自己外貌的焦虑和不满。

外貌关注是指个体对自己的外貌产生不满和焦虑的一种心理状态，主要表现为对自身外貌不满意、过分关注自己的外貌缺陷或不足之处以及担心他人对自己外貌的看法和评价。这种过度关注常常导致自卑、焦虑、社交恐惧等心理问题。随着社交媒体平台的普及和使用频率的不断增加，青少年试图迎合网络世界所期待的容貌标准，这种在社交媒体下的容貌焦虑不仅影响着青少年心理健康，也在一定程度上扭曲了青少年群体对美丑、自信和自我认知的理解。

青少年容貌焦虑的心理机制可以从多个角度进行分析。首先，从进化心理学的视角来看，面孔吸引力和配偶价值是影响个体外貌关注的重要因素。其次，容貌评价差异及自尊的影响也是导致青少年容貌焦虑的重要原因之一。最后，青少年负面身体自我、完美主义与自我价值感的关系也是容貌焦虑的重要心理机制。青少年理想身体自我量表编制研究也表明，青少年对理想身体形象的追求与他们的容貌焦虑密切相关。

为了减少青少年的容貌焦虑和紧张情绪，可以采取多种干预措施。例如，高校形体课融入正念训练对大学生心理健康影响的实验研究表明，正念训练可以有效降低大学生的容貌焦虑。此外，被动性社交网站使用对高中生社交焦虑的影响研究也表明，减少被动性社交网站使用可以降低青少年的社交焦虑。这些干预措施为心理健康教育、家庭教育和社会干预提供了参考和指导。

（三）焦虑对体重管理的负面影响

焦虑与体重变化之间的关联性一直是医学研究的热点话题。研究表明，焦虑不仅是心理状态的一种表现，还可能通过影响个体的生理机制进而影响体重。例如，焦虑可能导致个体的食欲增加或减少，从而影响体重。一项对英国生物样本库队列的逾 43.8 万人进行的纵向分析发现，体重增加和肥胖对多种神经和精神疾病存在有害影响，其中包括焦虑。此外，体重指数（BMI）的增加也被发现与焦虑和睡眠障碍有关。这些研究结果强调了焦虑与体重变化之间复杂的双向关系。

焦虑对饮食习惯的影响是体重管理中的一个关键因素。焦虑可能导致情绪化进食，即个体在情绪波动时倾向于通过食物来寻求安慰。研究表明，焦虑与不健康的饮食习惯有关，如暴饮暴食和选择高糖、高脂肪的食物。这种饮食模式不仅可能导致体重增加，还可能进一步加剧焦虑症状，形成恶性循环。

在临床实践中，焦虑导致的体重管理困难案例并不罕见。例如，一项案例分析调查报告描述了一位 32 岁女性白领职员，她在工作压力和生活变故的双重打击下，出现了焦虑症状，包括心慌、胸闷和失眠，这些症状严重影响了她的日常生活并导致体重增加。通过综合治疗，包括药物治疗和认知行为疗法，患者的焦虑症状得到了缓解，体重也逐渐恢复到正常范围。这一案例强调了在体重管理中心理因素的重要性。

（四）焦虑情绪的预防和治疗

1. 心理治疗

（1）认知行为疗法（CBT）：这是治疗焦虑的常用且有效的方法。它帮助患者识别负面思维模式和行为习惯，通过与不合理信念辩论，重构认知，如将“我总是失败”改为“我在某些方面遇到过困难，但我也有成功的经历”。同时，借助行为实验、暴露疗法等，逐步改变不良行为，减轻焦虑症状。

（2）暴露疗法（exposure therapy，ET）：适用于特定恐惧症等焦虑障碍。在安全环境下，让患者逐渐面对引发焦虑的事物或场景，从想象暴露开始，到实地暴露，使其适应并克服恐惧。

2. 药物治疗

（1）抗抑郁药：如 5-羟色胺选择性再摄取抑制剂（SSRI），通过调节大脑神经递质，改善焦虑情绪。常见的有帕罗西汀、舍曲林等，需按医嘱规律服用，通常 2～4 周开始起效。

（2）苯二氮䓬类药物：具有快速镇静、抗焦虑作用，如氯硝西泮、阿普唑仑等。但此类药物有一定成瘾性，一般短期使用，用于缓解急性焦虑发作。

3. 替代疗法

（1）瑜伽与太极：这些古老的身心锻炼方式，强调身体与呼吸的配合，能增强身体柔韧性，促进放松，改善心理状态。每周参加 2～3 次瑜伽或太极课程，长期坚持，有助于缓解焦虑。

（2）音乐疗法：聆听舒缓、宁静的音乐，能放松身心，调节情绪。每天花 30 分钟沉浸在喜爱的音乐中，如古典音乐、大自然的声音，能减轻焦虑带来的紧张感。

三、脂肪组织如何引发大脑的情绪海啸：抑郁症的袭击

（一）肥胖与抑郁的双向关系

肥胖与抑郁之间存在着复杂的双向关系。研究表明，肥胖不仅是抑郁症的一个风险因素，抑郁症的存在也可能导致体重增加。肥胖患者常常面临社会歧视和自我形象问题，这些因素可能加重抑郁症状。同时，抑郁症患者由于情绪低落，可能倾向于选择高热量食物以缓解负面情绪，从而导致体重增加。根据一项研究，肥胖青少年发生抑郁症的风险增加，且肥胖与抑郁症之间的关联在遗传、炎性因子和社会环境等方面存在共性。

（二）负面情绪与暴饮暴食的循环

负面情绪与暴饮暴食之间形成了一个恶性循环。情绪性进食是指个体在经历焦虑、抑郁等负面情绪时，通过进食来缓解情绪。研究发现，负面情绪会导致个体选择高热量食物，进而引发暴饮暴食行为。反过来，暴饮暴食又会导致身体不适和体重增加，从而加重负面情绪。例如，焦虑和抑郁被认为是情绪性进食的直接诱因，个体在负面情绪下更容易产生情绪性进食。这种循环不仅影响心理健康，还可能导致肥胖等身体健康问题。

（三）抑郁症的早期识别与预防

抑郁症是一种常见的精神障碍，对个体的生活质量和社会功能造成严重影响。早期识别和预防抑郁症至关重要，可以减少疾病负担，提高治疗效果。以

下是抑郁症早期识别和预防的关键点。

（1）情绪症状：持续的情绪低落、悲观失望、兴趣和愉悦感丧失是抑郁症的典型情绪症状。

（2）认知症状：注意力集中困难、记忆力减退、自我评价过低、自责自罪、思考死亡或自杀等。

（3）生理症状：睡眠障碍（失眠或嗜睡）、食欲改变（减退或增加）、疲劳、性欲减退等。

（4）行为症状：社交退缩、活动减少、个人卫生习惯改变、工作效率下降等。

（5）精神运动症状：精神运动性迟滞或激越。

（6）儿童和青少年的特殊表现：情绪波动、易怒、行为问题、学校表现下降等。

（四）抑郁情绪的预防与治疗

1. 心理治疗

（1）认知行为疗法（CBT）：这是治疗抑郁症的常用且有效的方法。它帮助患者识别并改变负面的思维模式和行为习惯。例如，患者常常存在“我一无是处”的错误想法，治疗师会引导其通过列举自身优点和过往成就，来反驳这种不合理信念。通过行为实验，鼓励患者逐渐面对那些因抑郁而回避的活动，重建积极的生活模式。

（2）人际治疗（interpersonal therapy，IPT）：是一种以当前人际关系问题为核心的心理治疗方法，通过改善个体的人际互动模式、解决社会支持不足或角色冲突等具体问题，缓解情绪症状并提升社会功能。

2. 药物治疗

抗抑郁药物：主要包括5-羟色胺选择性再摄取抑制剂（SSRI）、5-羟色胺去甲肾上腺素再摄取抑制剂（SNRI）等。SSRI类药物如氟西汀、西酞普兰等，通过调节大脑中神经递质的水平，改善患者的情绪状态；另外尚有新型抗抑郁药物阿戈美拉汀，不仅能调节神经递质，还对人体的生物钟有调节作用，有助于改善患者的睡眠和情绪节律。药物治疗需严格遵循医嘱，足量足疗程服用。

3. 物理治疗

（1）电休克疗法（ECT）：对于严重抑郁、有强烈自杀倾向或对药物治疗无效的患者，电休克疗法是一种有效的治疗手段。通过在患者头部施加适量电流，引发短暂的大脑癫痫样发作，从而改变大脑神经递质的功能和分布，快速缓解抑郁症状。不过，该治疗可能会引起短暂的记忆力减退等副作用，但多数会在治疗后逐渐恢复。

（2）重复经颅磁刺激（rTMS）：这是一种非侵入性的治疗方法，通过磁场作用于大脑特定区域，调节神经细胞的活动。它适用于轻中度抑郁症患者，相较于电休克疗法，副作用较小，如可能会有轻微头痛，但患者的接受度较高。

四、为何我们总在无意识中审判他人腰围：社会偏见与歧视

（一）肥胖带来的社会标签

肥胖与社会污名之间存在着紧密的联系。体重污名指的是个体因超重或肥胖而受到的社会污名，这种污名主要表现为公众对这一群体的歧视、偏见和消极态度。研究表明，肥胖者常常被视为懒惰、没有动力、无能、马虎、缺乏自律和意志力，这些刻板印象广泛传播，导致肥胖者在社会中遭受污名化。在美国，体重污名的发生率在10年时间里增加了66%，甚至超过了种族歧视。在中国，肥胖人口已居世界首位，肥胖问题不仅是公共卫生议题，体重污名也成为普遍的社会现象。

肥胖个体在社会中经常面临负面的刻板印象和歧视行为，这些体验对他们的心理健康和行为产生了深远的影响。肥胖个体在职场、医疗、教育等领域中遭受的体重歧视主要表现为不平等的就业机会、晋升机会以及薪资水平。在医疗领域，肥胖患者面临医疗人员的歧视和偏见，这种歧视会导致肥胖患者就诊时间缩短、医疗服务减少。在学校环境中，超重/肥胖的学生经历被取笑、戏弄、欺凌等遭遇，这些经历影响了他们的学业、社交和自我管理，进而影响他们获取学术资源的能力。

肥胖标签对个体心理的影响是多方面的。首先，体重污名会导致肥胖者自尊心受损，产生不安全感，并对自己能力、形象产生怀疑。研究表明，体重污名会增加个体的抑郁和焦虑症状，降低幸福感和生活满意度。此外，体重污名

还会导致肥胖者在社交活动中的回避行为，减少身体活动，进而可能导致体重进一步增加。在青少年群体中，体重污名与心理健康问题如自信心下降、自卑、社交恐惧等有密切关联。这些心理影响不仅损害了肥胖者的生活质量，也对他们的长期健康和社会功能产生了负面影响。

（二）职场中的体重歧视

职场体重歧视是一个全球性问题，对肥胖个体的职业发展产生显著影响。研究表明，肥胖员工往往面临更多的职场挑战和不平等待遇。一项针对美国职场的研究发现，肥胖工人的平均收入比体重正常的同事低，且在晋升机会上也受到限制。此外，一项涉及 23 000 名工人的数据分析显示，肥胖对男女两性的收入都有负面影响，尤其是对受过高等教育的人群影响更大。

在中国，职场体重歧视同样存在。这些歧视行为不仅包括招聘过程中的不公平待遇，还包括在职期间的不平等晋升机会和薪资差异。

体重歧视对肥胖个体的职业发展产生了深远影响。首先，体重歧视可能导致肥胖者在求职过程中遭受不公平待遇，从而降低他们的就业机会。其次，即使成功就业，肥胖员工也可能因为体重问题而面临晋升障碍和薪酬不公。最后，体重歧视还可能对员工的心理健康产生负面影响，增加工作压力，降低工作满意度，进而影响工作表现和职业发展。

（三）教育领域的偏见

在教育领域，肥胖学生常常面临来自同龄人和教师的偏见和歧视。研究表明，超重 / 肥胖的学生在学业、社交和自我管理等方面受到的评价普遍低于正常体重的学生。这种偏见不仅影响了他们的学术成就，还可能导致心理健康问题，如自信心下降、自卑感增强和社交恐惧。此外，肥胖学生在学校中遭受欺凌和排斥的经历更为常见，这些经历可能会进一步影响他们的学业表现和社交能力。

（四）反歧视策略与社会支持

反歧视法律与政策的制定是解决职场体重歧视问题的关键一步。全球范围内，多个国家和地区已经开始通过立法来保护肥胖个体免受歧视。例如，美国的一些州和地方政府已经实施了禁止基于体重的歧视的法律，这些法律不仅涵盖了就业领域，还包括住房和公共场所。在欧洲，欧盟委员会强调成员国的法律义务，建立了覆盖面广的反就业歧视法律体系，其立法的主要依据是欧盟法律和各成员国宪法相关条款。

（五）预防和治疗

1. 心理治疗

（1）认知重构：帮助受偏见与歧视影响的个体识别和挑战自己内心的负面认知和偏见观念。通过与治疗师的讨论和分析，引导个体认识到自己的认知偏差，并尝试用更客观、理性的思维方式取代原有的偏见思维。例如，一个因遭受肥胖歧视而自卑的女性，治疗师可以帮助她分析性别歧视的不合理性，让她认识到自己的能力和价值不应受到性别因素的限制。

（2）行为改变：鼓励个体改变因偏见和歧视而产生的回避、退缩等不良行为。通过设定具体的行为目标，逐步引导个体参与到与不同群体的互动中，增加接触和了解，减少恐惧和偏见。

2. 情绪聚焦疗法

（1）情绪表达与释放：受偏见与歧视影响的个体往往积累了大量的负面情绪，如愤怒、悲伤、自卑等。情绪聚焦疗法鼓励个体充分表达和释放这些情绪，通过哭泣、倾诉等方式，让内心的痛苦得以宣泄。治疗师在这个过程中给予个体充分的理解和支持，帮助他们缓解情绪压力。

（2）情绪调节与应对：帮助个体学习有效的情绪调节技巧，如深呼吸、冥想、放松训练等，以应对因偏见和歧视引发的情绪波动。同时，引导个体学会用积极的方式应对偏见和歧视，如寻求社会支持、参与反歧视活动等，增强自己的心理韧性和应对能力。

五、食物天平失衡警报：当饮食成为极端情绪的翻译器

（一）情绪化进食的机制

情绪化进食是指个体在情绪刺激下，非饥饿状态下的进食行为。这种行为与正常的生理饥饿驱动的进食不同，它更多地受到情绪状态的影响。研究表明，消极情绪如焦虑、抑郁和愤怒往往与情绪性进食行为正相关，而积极情绪也可能在某些情况下促进进食。情绪性进食者倾向于选择高糖、高脂肪的食物，这

些食物能够短期内改善情绪，但长期可能导致体重增加和健康问题。

情绪性进食的心理因素包括情绪调节困难、压力应对不当和自我控制能力差。生理因素涉及激素水平的变化，如皮质醇和胰岛素抵抗，这些因素可能影响食欲和饱腹感。研究表明，情绪性进食与个体的情绪稳定性、自我效能感和应对策略密切相关。此外，社会环境和家庭背景也对情绪性进食产生影响，如社会支持的缺乏和家庭饮食模式。

情绪性进食的神经生理机制涉及大脑中多个区域的相互作用，包括前扣带回皮质、杏仁核和前额叶皮质。这些区域参与情绪处理、奖赏评估和决策制订。例如，当个体经历负面情绪时，杏仁核的激活增加，可能导致对高热量食物的渴望和摄入。此外，前额叶皮质在抑制控制中起作用，其功能失调可能与情绪性进食有关。研究还发现，情绪性进食与多巴胺系统的功能障碍有关，多巴胺是与奖赏和快感体验密切相关的神经递质。

（二）神经性厌食症与神经性贪食症的心理诱因分析

1. 神经性厌食症的心理成因

神经性厌食症（AN）的心理成因复杂多样，涉及个体心理特质、家庭环境以及社会文化等多个层面。

（1）个体心理特质：神经性厌食症患者往往表现出完美主义、自我控制需求强烈的特点。研究表明，这些特质与神经性厌食症的发展密切相关。患者可能将体重控制视为自我价值的体现，从而在体重和体形上施加极端的控制。

（2）家庭环境：家庭因素在神经性厌食症的发病中占有重要地位。研究发现，神经性厌食症患者的家庭往往存在过度保护、缺乏有效沟通和解决冲突的能力。此外，家庭中的性别角色刻板印象和对完美主义的追求也可能加剧患者的饮食问题。

（3）社会文化压力：现代社会对“瘦”的过度推崇对神经性厌食症的发生有显著影响。媒体中瘦身的理想化形象可能导致青少年女性对体重和体形产生不切实际的期望，从而引发饮食问题。

2. 神经性贪食症的心理诱因

神经性贪食症（BN）的心理诱因与神经性厌食症有所重叠，但也存在其特定的心理特征。

（1）情绪调节困难：神经性贪食症患者常常利用食物来调节情绪，尤其是负面情绪。食物在短期内能够提供安慰和缓解压力的效应，但长期而言会导致情绪波动和饮食失控。

（2）自我控制与冲动性：神经性贪食症患者往往在自我控制和冲动性之间挣扎，这种冲动性可能导致暴食行为，随后又通过补偿行为（如自我诱吐）来减轻内疚感和焦虑。

（3）身体不满与体形认知：神经性贪食症患者对自己的身体和体形持有强烈的不满和扭曲认知，这种不满可能促使他们采取极端的饮食行为来改变体形。

3. 心理因素对进食障碍的影响

心理因素在进食障碍的发生、发展和维持中起着核心作用。

（1）认知偏差：进食障碍患者往往存在对食物、体重和体形的认知偏差，这些偏差会影响他们的情绪和行为。

（2）情绪问题：情绪问题如抑郁、焦虑和自我价值感低下与进食障碍的发病和持续有关。

（3）人际问题：进食障碍患者的人际关系问题，如社交恐惧、人际冲突和孤独感，可能加剧饮食问题。

（三）打破情绪进食的行为模式

针对情绪性进食的行为改变策略，研究提出了多种方法，包括认知行为疗法（CBT）、正念干预、心理教育和生活方式的改变等。认知行为疗法通过识别和改变不合理的认知模式，帮助个体建立更健康的饮食行为。正念干预则通过提高个体对内在体验的认识，减少对情绪的反应性进食。心理教育旨在提高个体对情绪性进食的认识，增强自我监控能力。生活方式的改变，如增加身体活动和改善睡眠质量，也被证明对减少情绪性进食有效。

（四）神经性贪食症、神经性厌食症的预防和治疗

1. 心理治疗

（1）认知行为疗法（CBT）：认知行为疗法是治疗神经性贪食症和神经性厌食症的常用方法。对于神经性贪食症患者，治疗师帮助其识别和纠正与暴食

行为相关的负面思维模式和认知偏差，如“我无法控制自己的食欲”“吃了一点就会胖很多”等。通过行为实验和自我监测，引导患者改变不良的饮食行为习惯，建立规律的饮食模式。对于神经性厌食症患者，CBT 侧重于挑战患者对体重和身材的歪曲认知，如“我太胖了”“只有瘦才是美的”等。帮助患者认识到健康的重要性，逐步增加食物摄入量，恢复正常体重。

（2）人际心理治疗（IPT）：人际心理治疗主要关注个体的人际关系问题。对于神经性贪食症和神经性厌食症患者，许多人存在人际关系困扰，如与家人、朋友的冲突，社交孤立等。人际心理治疗通过帮助患者改善人际关系、解决人际冲突、提高社交技能、增强社会支持，从而缓解饮食失调症状。例如，帮助患者学会表达自己的情感和需求，提高沟通能力，改善与家人的关系，减少因人际关系问题导致的情绪性饮食行为。

（3）辩证行为疗法（DBT）：辩证行为疗法强调接纳和改变的平衡。对于神经性贪食症和神经性厌食症患者，辩证行为疗法帮助他们接纳自己当前的饮食行为和情绪状态，同时教授他们有效的情绪调节、人际交往和应对困难的技能。通过正念训练，让患者学会关注当下的感受和体验，减少对懊悔感和对未来的担忧，从而更好地控制饮食行为。

2. 药物治疗

（1）抗抑郁药物：许多神经性贪食症和神经性厌食症患者常伴有抑郁、焦虑等情绪障碍。抗抑郁药物如 5-羟色胺选择性再摄取抑制剂（SSRI），不仅可以改善患者的情绪状态，还对饮食行为有一定的调节作用。此类药物可以增加大脑中血清素的水平，有助于减少贪食行为、提高食欲，改善神经性厌食症患者的情绪和进食情况。

（2）其他药物：对于一些伴有严重焦虑或其他精神症状的患者，可能需要根据具体情况使用抗焦虑药物、抗精神病药物等进行辅助治疗。但药物治疗需在医生的严格指导下进行，密切关注药物的不良反应和疗效。

3. 营养治疗

（1）营养评估与咨询：由专业的营养师对神经性贪食症和神经性厌食症患者进行全面的营养评估，了解患者的饮食摄入情况、营养状况和身体代谢指标。根据评估结果，为患者制订个性化的营养治疗方案，包括饮食结构调整、营养素补充等。

（2）饮食计划制订与实施：对于神经性贪食症、神经性厌食症患者，营养师会逐步引导其增加食物摄入量，从少量、易消化的食物开始，逐渐过渡到正常饮食。同时，帮助患者了解食物的营养价值，纠正对食物的错误认知。对于神经性贪食症患者，制订合理的饮食计划，避免过度限制饮食导致的暴食反弹，教导患者如何控制食欲，合理分配三餐。

4. 运动治疗

《黄帝内经》认为“阳化气，阴成形”，阳气足则脾胃运化有序；阳气不足则痰湿等阴邪内生，脾胃运化阻滞，导致异常饮食行为。建议在医师指导下，在阳光下多做柔缓运动，如八段锦、太极拳、散步等，中医认为“动形可怡神”，循序渐进坚持阳光下运动，不但可以祛除痰湿阴邪，恢复脾胃功能，还可扶阳祛湿，缓解焦虑，驱散心灵阴霾。

5. 综合治疗

神经性贪食症和神经性厌食症的治疗往往需要多种方法的综合应用。心理治疗、药物治疗和营养治疗相互配合，形成一个完整的治疗体系。例如，在心理治疗过程中，结合药物治疗改善患者的情绪和生理状态，同时通过营养治疗保证患者的营养需求和身体健康。多学科团队，包括中医师、营养师、精神科医生等共同协作，为患者提供全面、个性化的治疗服务。

附录　穴位示意图

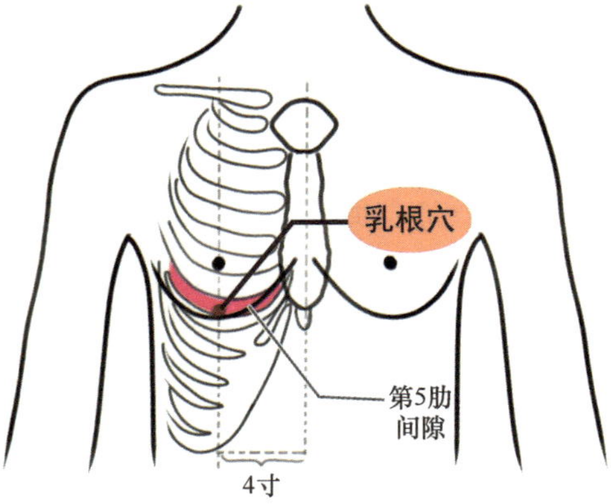

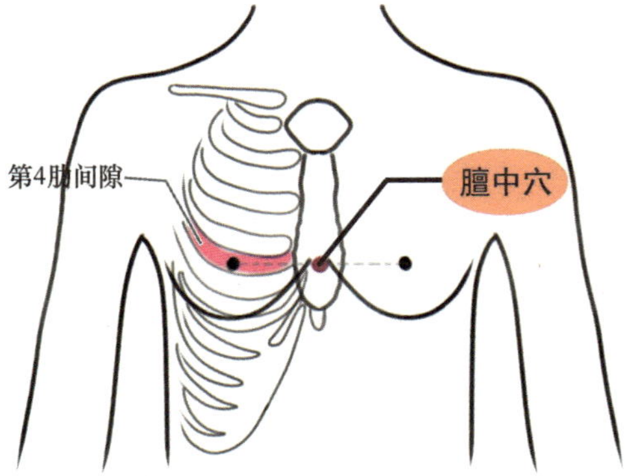

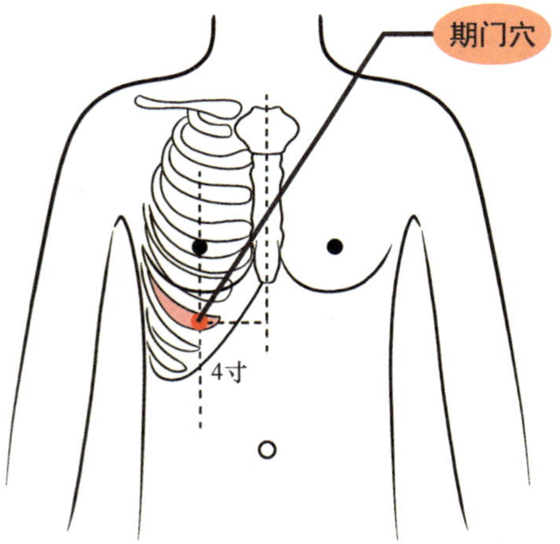

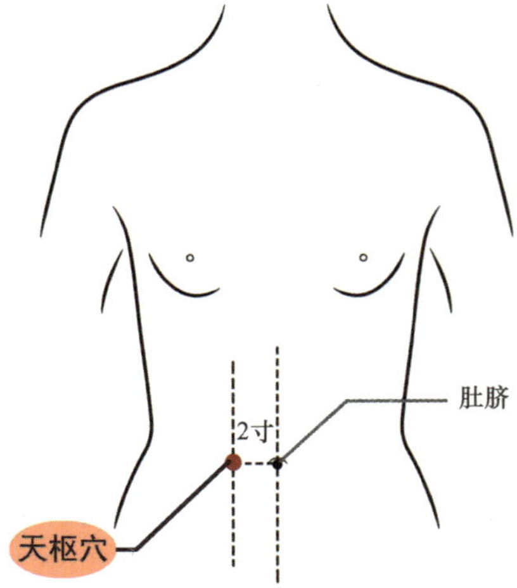

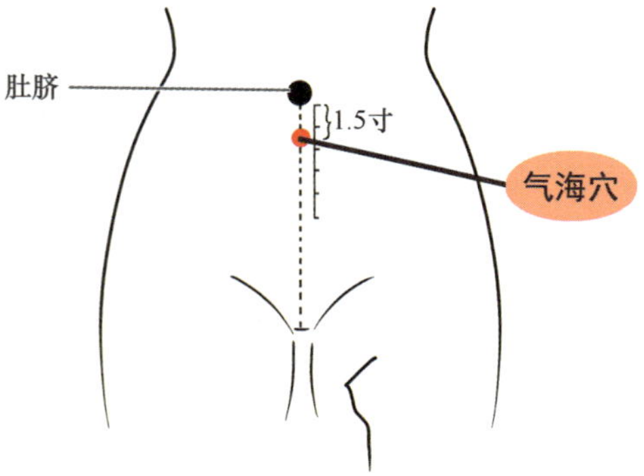

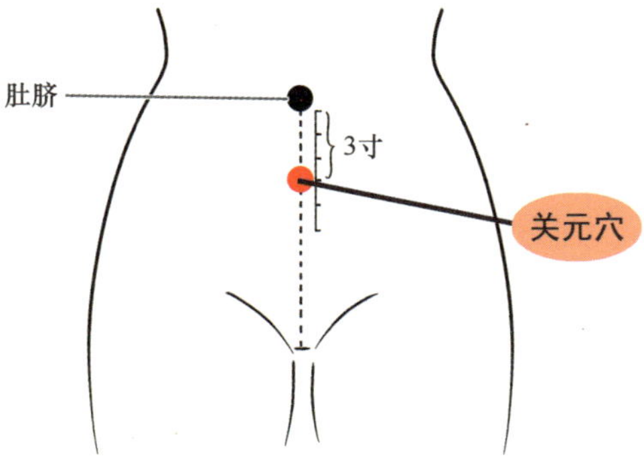

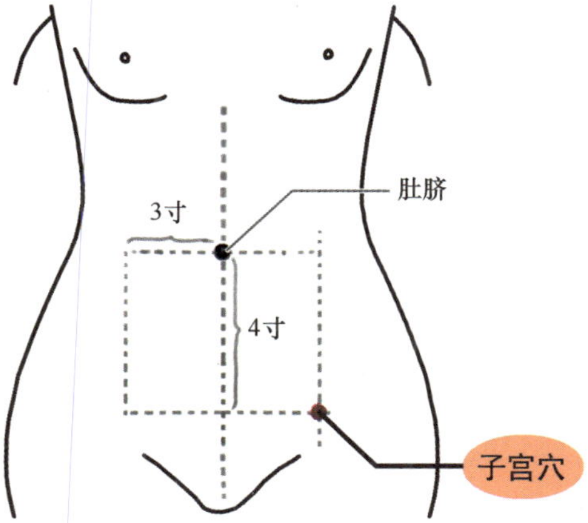
肚脐
3寸
4寸
子宫穴

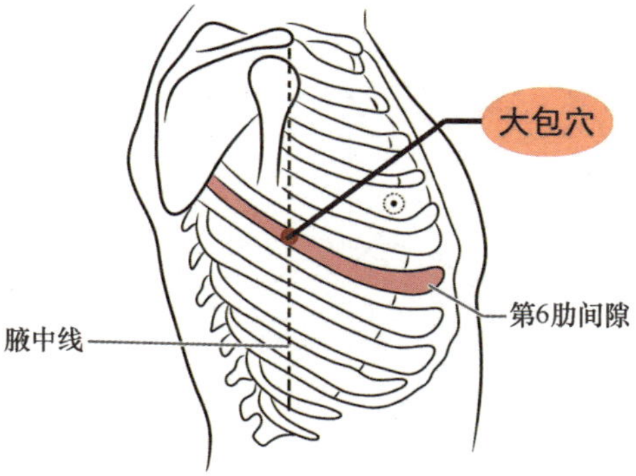
大包穴
第6肋间隙
腋中线

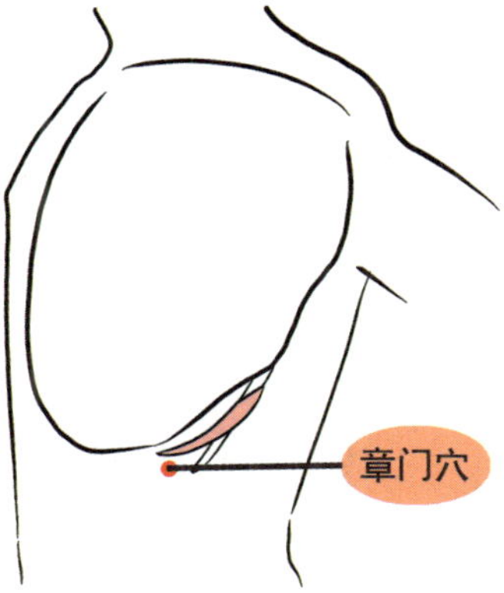
章门穴

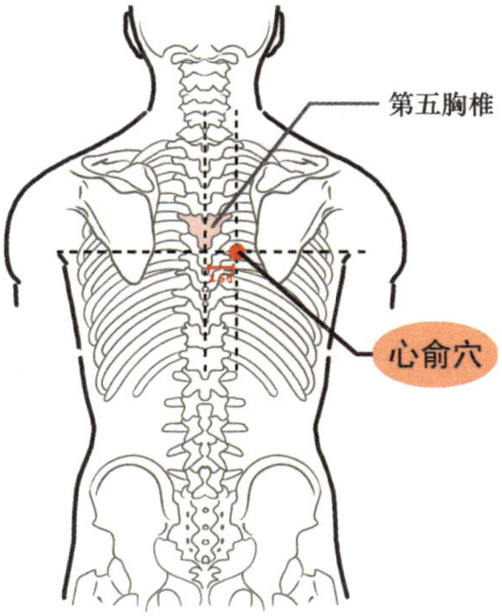
第五胸椎
心俞穴

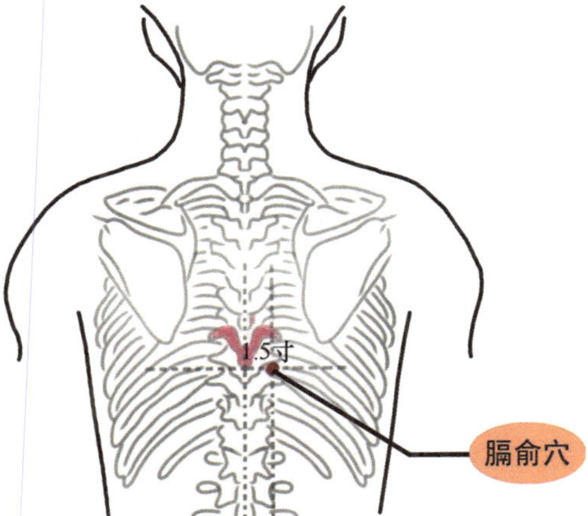
1.5寸
膈俞穴

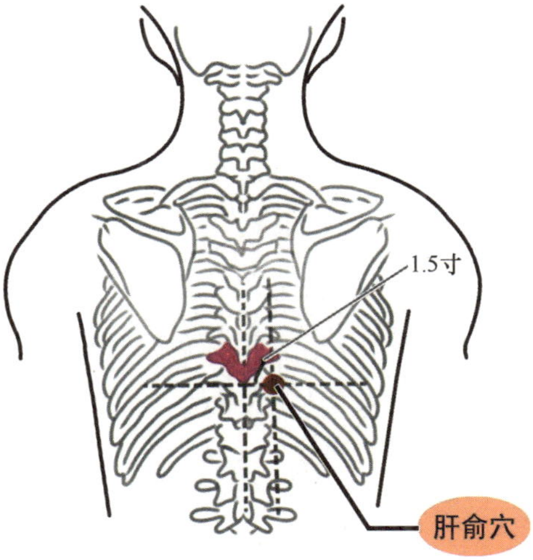
1.5寸
肝俞穴

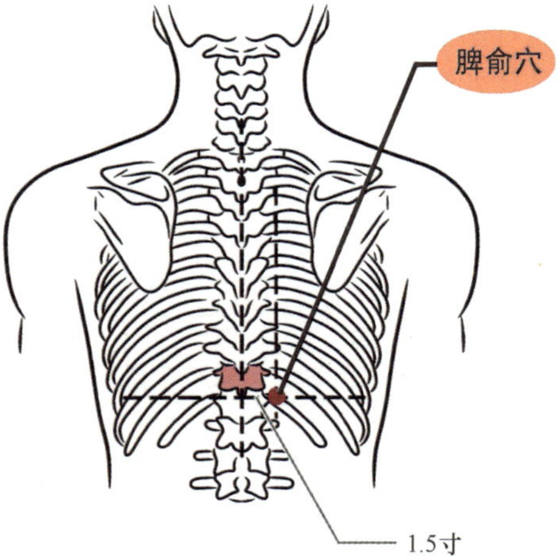
脾俞穴
1.5寸

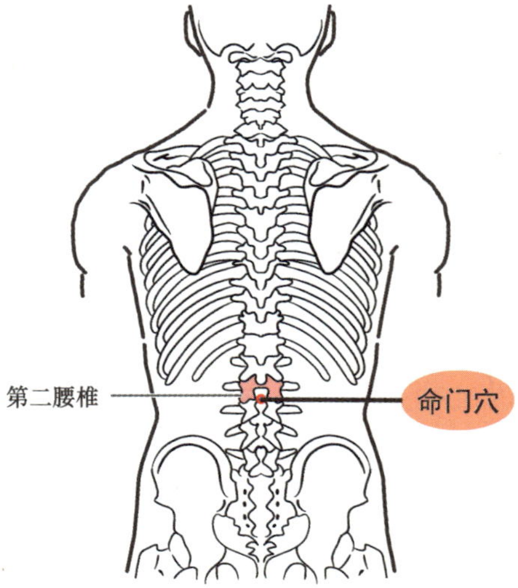
第二腰椎
命门穴

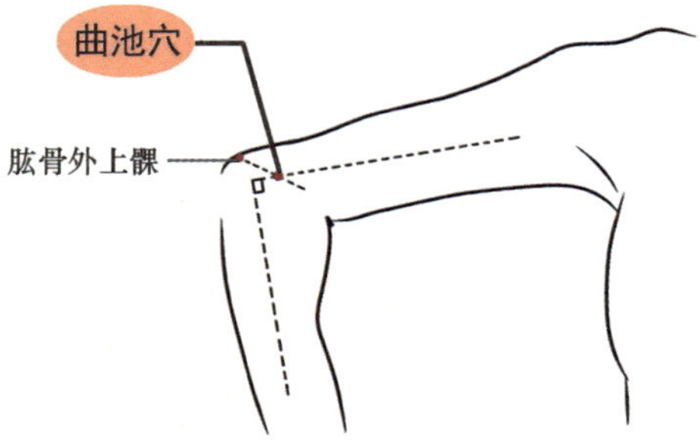
曲池穴
肱骨外上髁

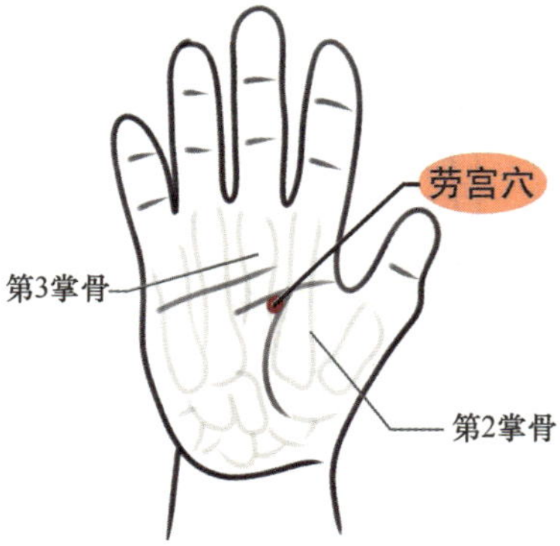
劳宫穴
第3掌骨
第2掌骨

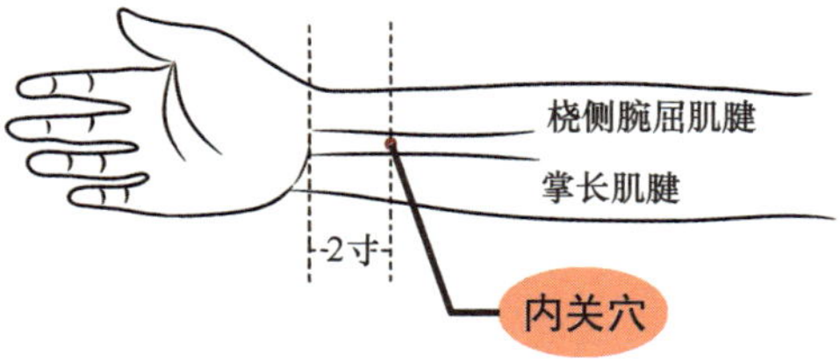
桡侧腕屈肌腱
掌长肌腱
2寸
内关穴

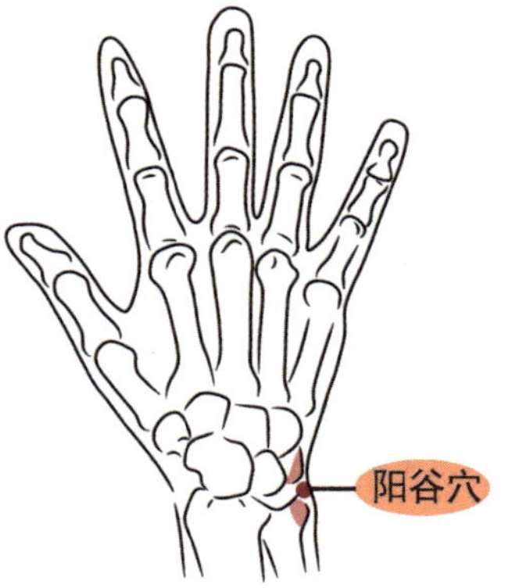
阳谷穴

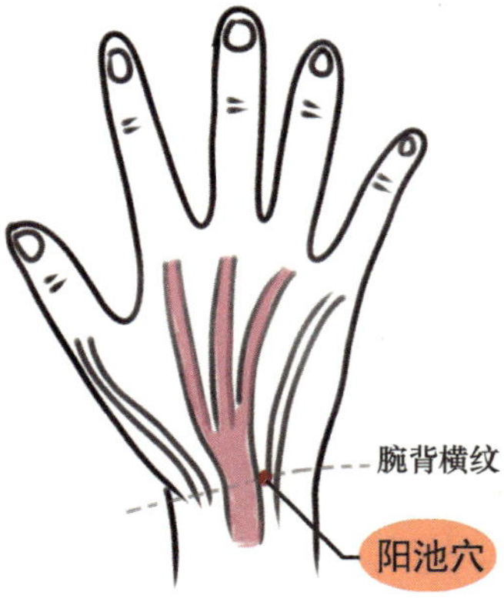
腕背横纹
阳池穴

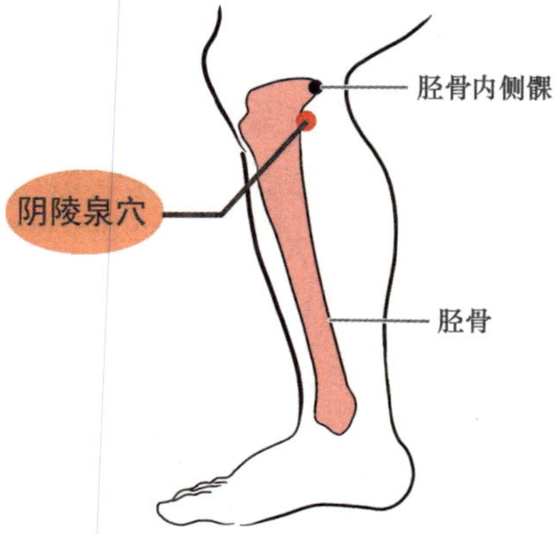
胫骨内侧髁
阴陵泉穴
胫骨

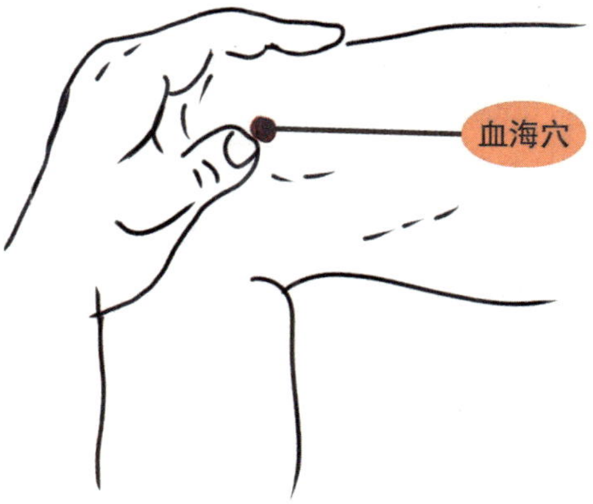
血海穴

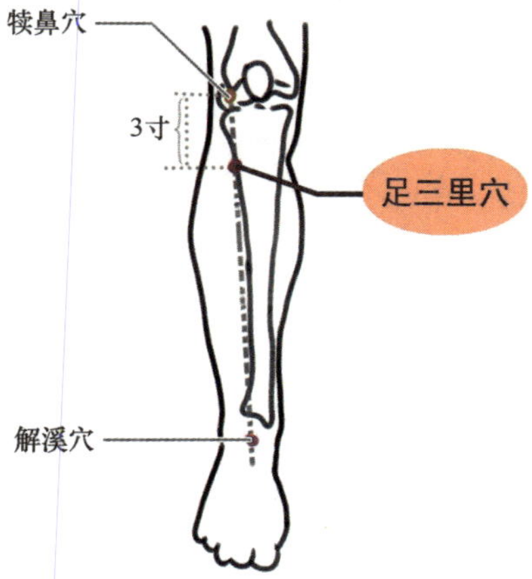
犊鼻穴
3寸
足三里穴
解溪穴

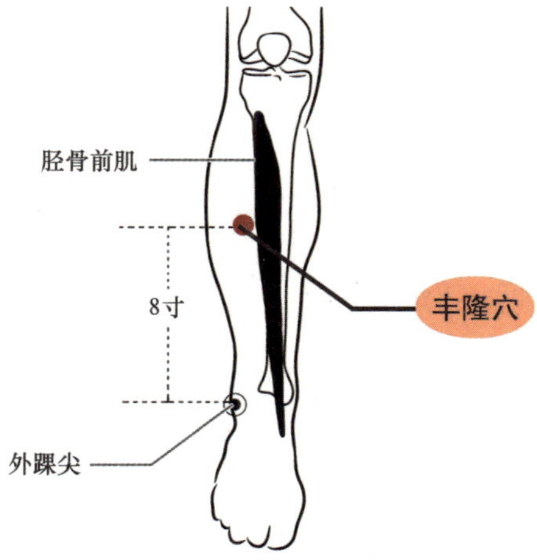
胫骨前肌
8寸
丰隆穴
外踝尖

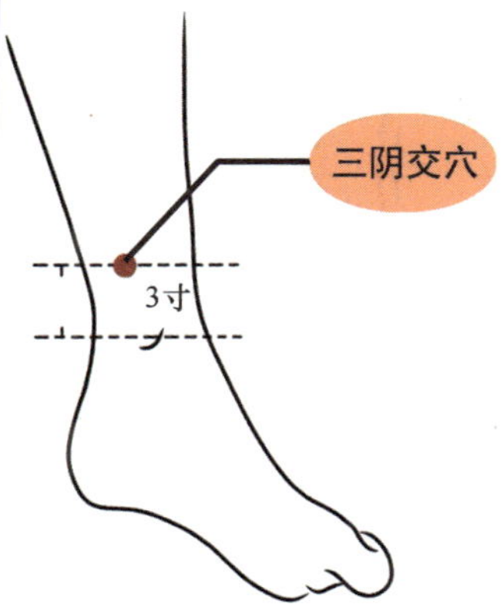
三阴交穴
3寸

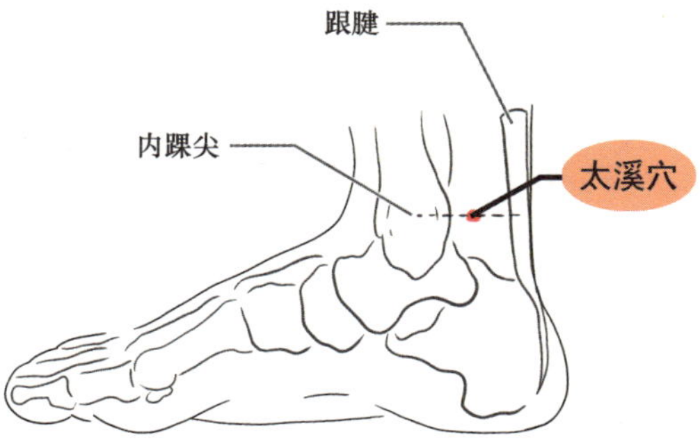
跟腱
内踝尖
太溪穴

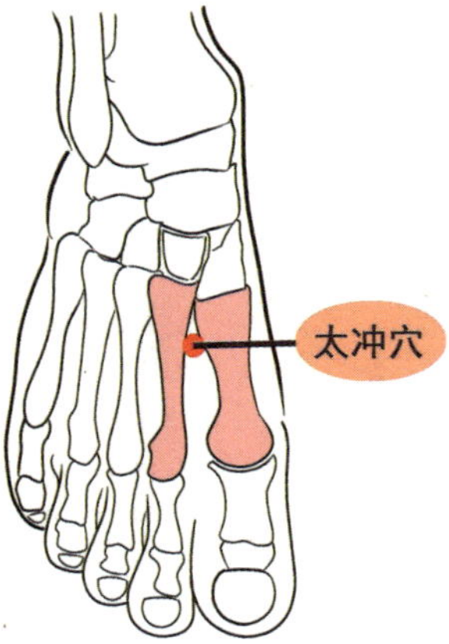
太冲穴

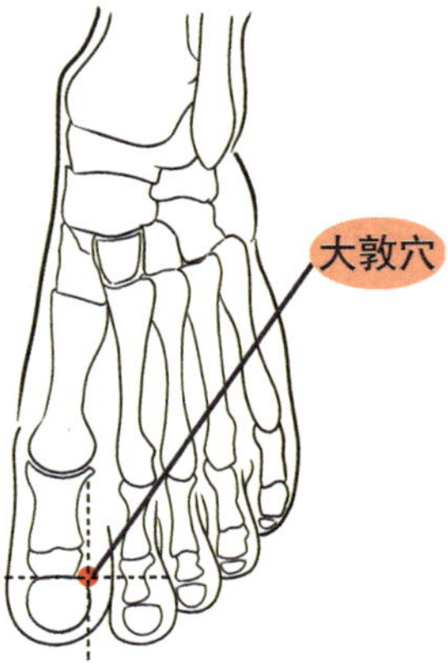
大敦穴

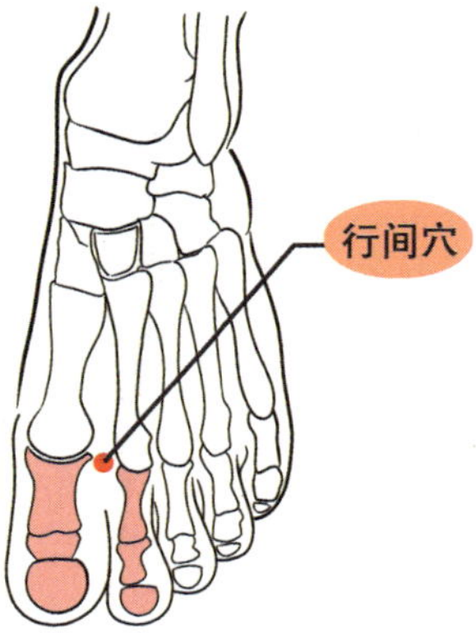
行间穴

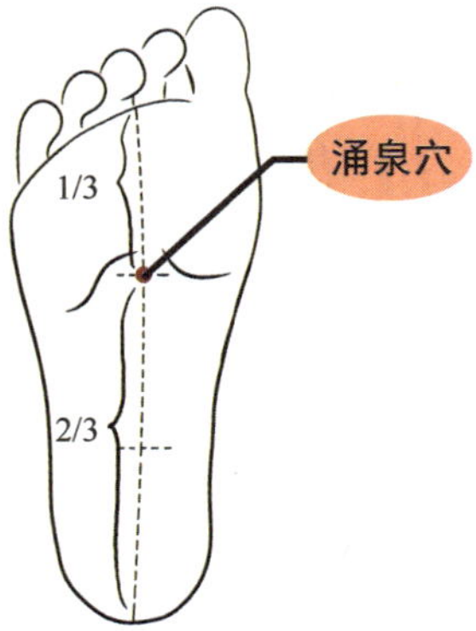
涌泉穴
1/3
2/3

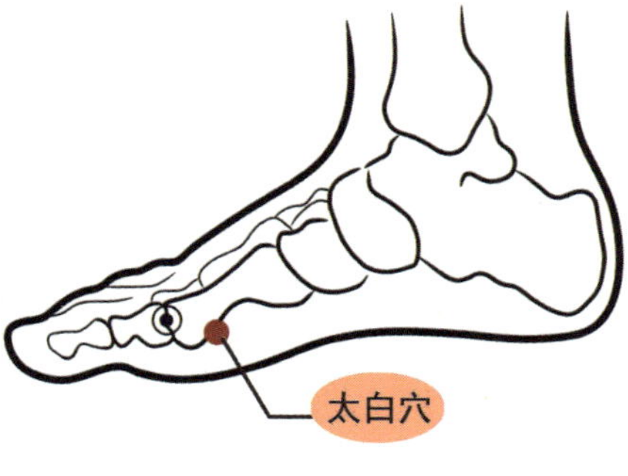
太白穴